Praxis der Begutachtung

Der psychiatrische Sachverständige im Verfahren

H. Göppinger

Institut für Kriminologie der Universität Tübingen

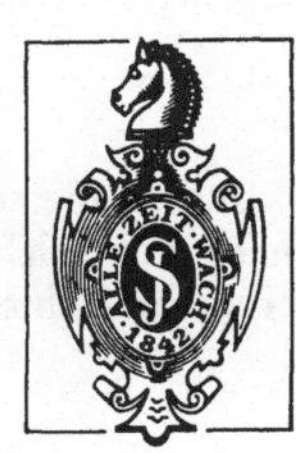

Springer-Verlag
Berlin · Heidelberg · New York
1974

Prof. Dr. Dr. H. GÖPPINGER
Institut für Kriminologie
der Universität Tübingen
7400 Tübingen, Corrensstraße 34

Geringfügig veränderte Fassung eines Beitrages, der unter dem Titel „Der Sachverständige: Gutachten und Verfahren" im Handbuch der forensischen Psychiatrie, Berlin, Heidelberg, New York: Springer 1972, erschienen ist.

ISBN-13: 978-3-540-06983-6   e-ISBN-13: 978-3-642-61938-0
DOI: 10.1007/978-3-642-61938-0

Gesamtherstellung: Brühlsche Universitätsdruckerei, Gießen.

Vorwort

Zahlreiche Zuschriften mit entsprechenden Anregungen führten nun zur Herausgabe des Teils D des Handbuches der Forensischen Psychiatrie als selbständige Publikation. Der gesamte Text wurde dabei durchgesehen und teilweise überarbeitet. Vor allem wurden die durch das 2. Strafrechtsreformgesetz (2. StrRG) und das Einführungsgesetz zum Strafgesetzbuch (EGStGB) bedingten Gesetzesänderungen, soweit sie am 1. 1. 1975 in Kraft treten, berücksichtigt. Außerdem wurden als Anhang über 100 Gesetzesbestimmungen, die im Text genannt sind, im Wortlaut abgedruckt. Dabei wurden besonders jene Bestimmungen wiedergegeben, die im Zusammenhang mit einer Begutachtung für das Verfahren wichtig sind, da es nicht Anliegen dieser Schrift ist, materielle Probleme aus den vielfältigen Bereichen der Gutachtenerstattung im einzelnen zu behandeln. Dies erfolgt vielmehr in den Abschnitten A — C des Handbuches der Forensischen Psychiatrie.

Nicht in den Text eingearbeitet wurde die Entscheidung des BGH zur Frage der Haftung des gerichtlichen Sachverständigen für ein unrichtiges Gutachten vom 18. 12. 1973. Wegen der praktischen Bedeutung dieser Entscheidung soll hier jedoch der Leitsatz zitiert werden: „Der gerichtliche Sachverständige kann in der Regel nicht von dem Verfahrensbeteiligten, zu dessen Nachteil sich das Gutachten ausgewirkt hat, mit der Behauptung, er habe seine Gutachten fahrlässig unrichtig erstattet, auf Ersatz in Anspruch genommen werden" (Neue Juristische Wochenschrift 1974, 312).

Insgesamt soll diese Schrift nicht nur den Juristen ansprechen, sondern vor allem dem Arzt, insbesondere dem Psychiater, für dessen Tätigkeit als Sachverständiger vor Gericht neben grundsätzlichen Hinweisen zur Gutachtenerstattung eine Orientierungshilfe beim Umgang mit den verschiedenen im Zusammenhang mit seiner Stellung im Gerichtsverfahren relevanten Gesetzesbestimmungen geben.

Sommer 1974   Hans Göppinger

Inhaltsverzeichnis

I. Das Gutachten

1. Vorbemerkung

Vielfach wird in der Diskussion über die Stellung des Sachverständigen vor Gericht darauf hingewiesen, daß der Richter den Sachverständigen praktisch nicht überprüfen könne und ihm dadurch mehr oder weniger ausgeliefert sei. Darin liegt eine Verkennung der Möglichkeiten des Gerichtes, zumindest zum Ansatz und zur methodischen Klarheit eines Gutachtens Stellung zu nehmen und den Sachverständigen zu einer Darlegung seines methodischen Vorgehens zu veranlassen. Bezüglich des Inhaltes der einzelnen Sachbefunde und Erfahrungssätze fehlt dem Gericht dagegen die Sachkunde, sonst benötigte es keinen Sachverständigen.

In diesem Abschnitt soll das Vorgehen bei der psychiatrischen Begutachtung durch eine knappe Darstellung der einzelnen Etappen beschrieben werden, ehe im folgenden Teil II die sich dabei ergebenden vielschichtigen rechtlichen Probleme im Verfahren besprochen werden. Auf eine ins einzelne gehende Beschreibung der meisten Untersuchungen bzw. Erhebungen im somatischen Bereich wird verzichtet, weil diese entweder ohne unmittelbare praktische Anschauung nicht möglich bzw. sinnvoll ist, oder weil auch dem Nichtfachmann in groben Zügen der Vorgang bekannt ist.

Eine möglichst *vollständige Untersuchung des Menschen*, einschließlich der psychischen Bereiche, ist grundsätzlich dadurch erschwert, daß der *Mensch als Ganzes* empirisch nicht erfaßt werden kann, sondern in einzelne, der Untersuchung eher zugängliche *Teilbereiche* „auseinandergenommen" werden muß. Aber auch diese Teilbereiche sind nur in kleiner Zahl einer direkten Untersuchung (z. B. Reflexstatus) zugänglich, während sie sich meistens — vor allem im psychischen Bereich — nur indirekt (durch den Ausdruck) erschließen lassen. So wird schließlich der psychiatrische Gesamtbefund als Grundlage für die Beurteilung der Gutachtenfrage aus einem *Mosaik von Einzelbefunden* aus dem körperlichen, psychischen und sozialen Bereich von unterschiedlicher Qualität aber auch verschiedenem Gewicht zusammengesetzt. Hierzu bedarf es eingehender Fachausbildung und langjähriger Erfahrung.

Obgleich das Gewicht der einzelnen Befunde für den Gesamtbefund nicht meßbar ist und darüber hinaus je nach Diagnose und Fragestellung wechselt (so können bestimmte Befunde einmal richtungsweisend für die Diagnose sein, während ihnen in anderem Zusammenhang kaum eine Bedeutung zukommt), kann die *Methode* bei der Erhebung der Einzelbefunde und die Gewichtung derselben im Einzelfall durch den Sachverständigen dem Gericht durchaus dargelegt werden.

Im Prinzip geht es hierbei um die Abgrenzung zwischen *Tatsachenfeststellungen* und deren Bewertung bzw. *Interpretation*. Die Bewertung der Tatsachen ist üblicherweise von Bedeutung und auch leicht nachprüfbar im Rahmen der wissenschaftlich in der Regel abgesicherten „Befundung" als solcher, wenn z. B. ein neurologischer Befund oder ein Laborbefund als pathologisch bewertet wird, weil er von der Durchschnittsnorm entsprechend abweicht bzw. weil ein Befund dieser Art oder dieses Ausmaßes erfahrungsgemäß bei einem gesunden Organismus nicht vorkommt. Problematisch und sehr kritisch zu beurteilen ist die Tatsachenbewertung jedoch vor allem bezüglich der vielfach willkürlichen, wissenschaftlicher Erkenntnis entbehrenden weiteren Folgerungen im Zusammenhang mit der Beweisfrage, wenn z. B. die strenge Erziehung des Probanden für seine Kontaktschwäche und einen Totschlagversuch des Probanden verantwortlich gemacht wird.

Schon aus methodischen Gründen ist deshalb stets eine *sichtbare Trennung* vorzunehmen bei den *Untersuchungen* zwischen festgestellten Untersuchungstatsachen und deren Bewertung sowie zwischen der psychiatrischen Diagnosestellung und der Stellungnahme zur Beweisfrage bei der *Beurteilung der vorliegenden Befunde.*

Der *Umfang der Erhebungen,* der sich schon aus prozessualen Gründen in engen Grenzen halten sollte, richtet sich nach dem Umfang der für die genaue psychiatrische Diagnose und für die Beantwortung der Beweisfragen aufgrund entsprechend strenger Indikation notwendigen Untersuchungen.

Dazu gehören in der Regel die Erhebung der Vorgeschichte des Probanden und die Befunderhebungen im körperlich-neurologischen sowie psychischen (und sozialen) Bereich, jeweils gegebenenfalls mit entsprechenden Zusatzuntersuchungen. Bisweilen sind auch *Zusatzgutachten* notwendig, die fast jedes medizinische Teilgebiet betreffen können.

Eine genaue Trennung des *Untersuchungsvorganges* läßt sich wohl systematisch beschreiben, nicht aber faktisch bezüglich des (ineinandergreifenden) Vorgehens durchführen. So kann z. B. aus den Aktenunterlagen durchaus die eine oder andere Angabe für den gegenwärtigen körperlichen oder auch psychischen Befund relevant sein. Die Erhebung der Vorgeschichte bezieht sich auf alle bedeutsamen Tatsachen, sowohl bezüglich der Befunde für die psychiatrische Diagnose als auch der Beantwortung der Beweisfrage. Sie ist zudem methodisch von der psychiatrischen Exploration zur Feststellung des psychischen Befundes nicht zu trennen, da bei der psychiatrischen Exploration, die nichts mit einer einfachen Befragung (Interview) zu tun hat, die relevanten Befunde nur durch ein ständiges Wechselspiel zwischen Beobachtung, Befragung, Reaktion bei gleichzeitiger Analyse und Synthese im Zusammenhang mit dem gesamten Lebenslängsschnitt und der aktuellen Situation erhoben werden können.

2. Begutachtung

2.1. Vorgeschichte

2.1.1. Akten und sonstige schriftliche Unterlagen

2.1.1.1. Akten. Die Bedeutung eines umfangreichen Aktenmaterials als Unterlage für die Begutachtung darf nicht unterschätzt werden. Bei der psychiatrischen Begutachtung geht es zwar in der Regel um eine Aussage über den psychischen Zustand und seine Auswirkung auf einen ganz bestimmten Sachverhalt (z. B. Straftat oder Abschluß eines Rechtsgeschäftes oder schwere Eheverfehlung) bzw. über den Zusammenhang des psychischen Zustandes mit einem bestimmten Sachverhalt (z. B. Unfall, Kriegsgefangenschaft oder Krankheit), für den nur ein Teil der Akten unmittelbare Hinweise gibt. Doch lassen die Akten — da sie stets bestimmte Ausschnitte aus dem Lebenslängsschnitt wiedergeben — vielfach gewisse Schlüsse auf den psychischen Zustand zu anderen Zeiten, auf den Beginn bestimmter Auffälligkeiten, auf ähnliche oder andere Reaktionen in anderem Zusammenhang usw. zu.

Von besonderem Wert sind dabei solche Akten, die einen vermehrten Einblick in die *persönlichen Verhältnisse* eines Probanden gewähren.

Hier kommen insbesondere in Frage die Akten des Jugendamtes, vor allem die Amtsvormundschaftsakten, die für alle Amtsmündel, also grundsätzlich für uneheliche Kinder, geführt werden (ab. 1. 7. 1970 allerdings Neuregelung durch das „Gesetz über die rechtliche Stellung des nichtehelichen Kindes" vom 19. 8. 1969). Daneben besitzt das Jugendamt Unterlagen über alle Kinder und Jugendliche, die auf dem Wege über die Erziehungsberatung und Erziehungshilfe von dort aus einmal betreut wurden. Soweit schon Verfahren vor einem Jugendgericht stattgefunden haben, enthalten in der Regel die Berichte der Jugendgerichtshilfe (§ 38 JGG) umfangreiche Angaben über die Verhältnisse zu und vor jener Zeit. Auch Niederschriften über die Pflegekinder, also über Minderjährige unter 16 Jahren, die sich in Familienpflege befinden sowie Berichte und Stellungnahmen zur Regelung der elterlichen Gewalt usw. nach Ehescheidung oder zu Anträgen auf Volljährigkeit bzw. Ehemündigkeitserklärung und schließlich über Anträge auf Sorgerechtsentzug und Fürsorgeerziehung finden sich in diesen Akten.

Aufschlüsse über solche Jugendliche, die in Fürsorgeerziehung waren, geben die Akten der Landeswohlfahrtsverbände.

Falls der Proband einmal einer Bewährungshilfe unterstellt war, enthalten die Unterlagen der Bewährungshelfer meist gute Informationen.

Manchmal sind auch im Falle einer bereits verbüßten Freiheitsstrafe die Vollzugsakten der jeweiligen Strafanstalt bezüglich der persönlichen Verhältnisse des Probanden ergiebig; doch werden solche Akten erfahrungsgemäß sehr unterschiedlich geführt.

Unter einem ganz anderen Aspekt findet man bisweilen zahlreiche Angaben über die persönlichen Verhältnisse in Ehescheidungsakten, in Entmündigungs- und Vormundschaftsakten, Entschädigungsakten sowie sonstigen Zivilprozeßakten, in denen z. B. zur Geschäftsfähigkeit bzw. Testierfähigkeit Stellung genommen wird. Umfangreiche Angaben zum psychischen Befund enthalten Akten, die in Unterbringungsverfahren angefallen sind.

Bezüglich der *Beweisfragen* sind die Akten des anhängigen Verfahrens unentbehrlich; aber auch frühere Akten aus entsprechenden Verfahren können wesentliche Einzeltatsachen, die keineswegs unmittelbar mit dem Verfahren zu tun haben brauchen, für das Gesamtmosaik liefern.

Die genannten Akten kann der Sachverständige nur durch das Gericht anfordern. Probleme kann die Frage der prozessualen Zulässigkeit ihrer Verwertung aufwerfen (im einzelnen s. u.

II., 2.6.2.1.; II., 3.3.). Um hier etwaige Komplikationen zu vermeiden, ist es angezeigt, im vorläufigen schriftlichen Gutachten auf die Feststellungen, die den einzelnen Akten als Unterlagen für das Gutachten entnommen sind, unter Bezugnahme auf die betreffende Fundstelle (Akten-Seite) hinzuweisen.

Es sollten nicht mehr Akten zugezogen werden, als unbedingt notwendig. In der Regel genügen die von den Gerichten eingeholten und dem Sachverständigen zugesandten Akten (s. u. II., 2.6.2.1.); nur in Ausnahmefällen wird darüber hinaus noch die zusätzliche Kenntnis einer der zuvor genannten Akten unumgänglich sein.

Bezüglich des Inhaltes der Akten wäre die Akteninformation überbewertet, wenn man ihr *prinzipiell* den höheren Rang bei Widersprüchen einräumen würde. Selbst „Tatsachen", die bei der Begründung von Gerichtsurteilen festgestellt sind, stimmen nicht immer. Jedenfalls bedarf es einer genauen Kenntnis darüber, nach welchem Schema, unter welchen Gesichtspunkten und mit welcher Zielsetzung die eine oder andere Akte angelegt worden ist, um den Inhalt der Akte richtig erfassen zu können. Dies ist besonders wichtig, will man die für den betreffenden Aktenzweck relevanten und gewichtigen Angaben von jenen unterscheiden, die gewissermaßen beiläufig in die Akte aufgenommen und damit häufig auch nicht im einzelnen überprüft worden sind. So findet man z. B. in den Gerichtsakten die größte Genauigkeit meist bei der Feststellung der tatsächlichen Voraussetzungen der gesetzlichen Tatbestände, die im konkreten Fall in Betracht kommen, während man bei der Verwertung sonstiger Tatsachen, etwa über Familienverhältnisse, Entwicklung, Krankheiten usw. durchaus zurückhaltend sein sollte.

Neben den einzelnen Sachbereichen, die je nach Aktenzweck von größerer oder geringerer Zuverlässigkeit und damit Verwertbarkeit sind, wird man auch noch die Quellen, die den einzelnen Aktenangaben zugrunde liegen, beachten müssen. Am zuverlässigsten ist in der Regel die Wiedergabe von Beobachtungen, vor allem, wenn sie deskriptiv und nicht bereits in klassifizierender oder interpretierender Weise erfolgt. (Letzteres erlebt man gelegentlich auch bei kriminalpolizeilichen Vernehmungen, in denen leider nur selten die Aussagen des Vernommenen im unmittelbaren Wortlaut wiedergegeben werden.)

Vorsicht ist geboten, wenn in den Akten Wertungen enthalten sind, oder aber, wenn es sich nicht um vom Referenten selbst erhobene Feststellungen, sondern um die Wiedergabe von Berichten Dritter handelt, die sich ihrerseits wieder auf fremde Angaben, etwa der Nachbarn oder der Angehörigen des Probanden stützen.

Die *Aktenauswertung* ist keineswegs eine Nebenbeschäftigung im Rahmen der Begutachtung. Es ist vielmehr ein umfangreiches Erfahrungswissen speziell in der Aktenauswertung erforderlich, um Stärken und Schwächen der jeweiligen Akte gewissermaßen vorauszuahnen. Zudem muß man das Untersuchungsproblem als solches beherrschen, um im Einzelfall feststellen zu können, ob und bis zu welchem Grade die verschiedenen Akteninformationen überhaupt relevant sind (ausführlich hierzu Göppinger, 1973).

2.1.1.2. Berichte. Schriftliche Auskünfte geben bisweilen wertvolle Hinweise. Sie können in den Akten enthalten oder zusätzlich beigezogen sein. Allerdings sollte man auch sie nicht überschätzen, zumal die sachliche Richtigkeit der Auskünfte keineswegs immer gewährleistet ist. So gibt es Amtsstellen (z. B. Bürgermeister), die niemals etwas „Negatives" über eine Person des Ortes nach außen bekanntgeben oder überhaupt fixieren. — Andererseits können z. B. Auskünfte des Arbeitsamtes (bis 31. 12. 1963) oder auch der AOK von großer Bedeutung für die Beurteilung bestimmter Angaben sein, nicht zuletzt deshalb, weil daraus die Anschriften der behandelnden Ärzte und Krankenhäuser, aber auch die Dauer von Krankenhausaufenthalten usw. ersichtlich sind.

2.1.1.3. Ärztliche Aufzeichnungen und Befunde. Die Krankenblattunterlagen und sonstige ärztliche Befunde werden dem Sachverständigen bei Verfahren vor ordentlichen Gerichten nur in Ausnahmefällen zugesandt; anders ist es bei Sozialgerichts-Verfahren. Da aber diese Unterlagen für die Diagnose oft unentbehrlich sind (und zudem evtl. erneute Eingriffe und Untersuchungen überflüssig machen), muß sie der Sachverständige nach Entbinden von der Schweigepflicht durch den Probanden unmittelbar bei dem betreffenden Arzt erbitten.

Er sollte hierzu nicht das Gericht einschalten, weil sonst die Gefahr der unbefugten Preisgabe auch solcher in den Krankengeschichten enthaltenen Geheimnisse besteht, von denen der Proband nicht rechtswirksam entbunden hat oder gar nicht entbinden kann (s. u. II., 3.3.). Der Sachverständige selbst muß sich bei der Verwertung von Krankenunterlagen streng an die Grenzen der Entbindung von der Schweigepflicht durch den Probanden halten. Dazu ist es erforderlich, daß er über die diesbezügliche Rechtslage genau Bescheid weiß (s. u. II., 3. und die dort angeführte Literatur).

Insoweit eine Entbindung vorliegt, kann der Sachverständige die Krankenunterlagen in seinem Gutachten verwerten. Er hat dann im Anschluß an den allgemeinen „Aktenauszug" anzugeben, welche Krankenunterlagen er verwendet hat.

Im Rahmen einer Begutachtung darf der Sachverständige keineswegs nur solche schriftlichen Unterlagen (oder sonstige Tatsachen, wie Aussagen usw.) berücksichtigen, die — je nach Einstellung des Sachverständigen — für den Probanden besonders „günstig" oder auch „ungünstig" sein könnten. Es wäre dies ein Kunstfehler, der zu einem unrichtigen Gutachten führen könnte (Sachverständigeneid, s. u. II., 2.6.5.). Vielmehr muß sich der Sachverständige bei seiner Gutachtertätigkeit nicht weniger um eine richtige psychiatrische Diagnose bemühen als bei seiner sonstigen ärztlichen Tätigkeit, bei der eine solche schon um der zutreffenden Therapie willen unerläßlich ist (s. auch u. 2.3.2.).

2.1.2. Angaben dritter Personen

Bei der Erhebung der Krankheitsanamnese sind Angaben Dritter, vor allem der Angehörigen, bisweilen unentbehrlich. Häufig erfährt man nur durch sie etwas über Anfälle und deren Aussehen, über Veränderungen im Lebenslängsschnitt, über besondere psychische Auffälligkeiten usw. Manchmal lassen sich auch nur mit ihrer Hilfe Widersprüche oder Unstimmigkeiten innerhalb der vorliegenden und für die psychiatrische Diagnose und Beurteilung relevanten Unterlagen klären.

Allerdings begegnet der Sachverständige bei einer Exploration dritter Personen im Rahmen der Begutachtung oftmals einer völlig anderen Einstellung als in seiner üblichen ärztlichen Praxis. Der sonstigen Aufgeschlossenheit im Bestreben, „alles zu sagen, weil es der Doktor doch für die Behandlung wissen muß", stehen zuweilen weitgehende Ablehnung und Verschlossenheit oder Unzuverlässigkeit der Angaben gegenüber. Dies betrifft sowohl das Krankheitsgeschehen, das vielfach bagatellisiert oder übertrieben wird, als auch den sozialen Bereich, wo — vor allem bei nach außen geordneten Familien — in der Regel erhebliche Zurückhaltung bei Aussagen über familiäre Verhältnisse zu beobachten ist und Schwierigkeiten oft nicht angegeben oder zunächst bestritten werden (zu den prozessualen Problemen bei der Exploration oder Befragung Dritter s. u. II., 2.4.3.; 2.6.2.1.; 2.7.1.; 3.2.1.4.).

2.1.3. Angaben des Probanden

Abgesehen davon, daß die Einholung der ausdrücklichen Einwilligung des Probanden in die Exploration nicht erforderlich ist, gelten im Prinzip bezüglich der Angaben des Probanden zur Vorgeschichte die obigen Ausführungen. Der Inhalt der Exploration bezieht sich auf sämtliche für die Diagnosestellung und die Beantwortung der Beweisfrage notwendigen Angaben (s. u. 2.2.2.1.). In besonderem Maße ist zu berücksichtigen, daß der Proband in der Regel in irgendeiner Weise Partei mit entsprechenden Interessen ist (sei es als Beschuldigter, sei es als Kläger oder Beklagter usw.), was die Exploration erheblich erschweren kann.

(Bisweilen ist zur Klärung des medizinisch-psychiatrischen wie auch sozialen Sachverhaltes — soweit er für die Begutachtung von Bedeutung ist — eine Konfrontierung mit Widersprüchen zum Akteninhalt und auch zu sonstigen vorliegenden Tatsachen unumgänglich.)

2.2. Befunde

2.2.1. Körperliche Befunde

2.2.1.1. Allgemeine körperliche Untersuchung. Eine allgemeine körperliche Untersuchung geht jeder neurologischen Untersuchung voraus. Dabei können sich Hinweise auf etwa notwendige weitere klinische Untersuchungen (z. B. internistische oder ophthalmologische) und Laboruntersuchungen ergeben.

2.2.1.2. Neurologische Untersuchung. Auch die neurologische Untersuchung gehört grundsätzlich zur psychiatrischen Begutachtung. Sie liefert unentbehrliche Bausteine für die psychiatrische Diagnose. Manchmal ergeben sich aus der Anamnese, aufgrund des geschilderten Verlaufes oder anhand der erfragten Beschwerden gewichtige Hinweise auf neurologische Auffälligkeiten als Zeichen cerebraler Störungen. Darüber hinaus finden sich auch ohne entsprechende anamnestische Angaben Befunde, die für die psychiatrische Diagnose wichtig sind. Dabei kann es sich um Störungen handeln, bei denen zugleich entsprechende psychische Auffälligkeiten vorliegen, oder um solche, die nur über die neurologische Untersuchung oder evtl. Zusatzuntersuchungen sichtbar werden, während sie psychopathologisch (noch) nicht faßbar sind. Werden solche Befunde übersehen, kann es zu folgenschweren Fehldiagnosen und unrichtigem Gutachten kommen. So etwa, wenn eine beginnende progressive Paralyse psychopathologisch als solche noch nicht erkennbar ist.

Vielfach geben die neurologischen Befunde weitere Hinweise für die psychiatrische Exploration; häufig werden sie zu entsprechenden Zusatzuntersuchungen, evtl. auch in anderen klinischen Fachgebieten, führen (über die neurologischen Untersuchungsmethoden im einzelnen s. z. B. Bronisch, Finke, Laubenthal, Mummentaler, Schaltenbrand, Scheid, Schenk und die dort angeführte Literatur).

Bezüglich des *methodischen Vorgehens* ergeben sich keine besonderen Probleme; die *Untersuchungen* werden nach den in der Klinik üblichen naturwissenschaftlichen Methoden durchgeführt. Eine Diskrepanz in der *Bewertung* der neurologischen Einzelbefunde bezüglich ihrer Aussage über neurologische Störungen insgesamt dürfte kaum entstehen. Zugrunde liegt ein umfangreiches anerkanntes Fachwissen bei jederzeit möglicher Kontrollierbarkeit der Erhebung.

2.2.1.3. Zusatzuntersuchungen. Für die Anordnung von Zusatzuntersuchungen muß stets eine entsprechende medizinische Indikation vorliegen. Neben den Laboruntersuchungen im Rahmen der allgemeinen klinischen Diagnostik kommen als weitere Zusatzuntersuchungen im Zusammenhang mit der forensisch-psychiatrischen Begutachtung bisweilen die mit Hilfe von Blutuntersuchungen durchgeführten Chromosomenauszählung und -differenzierung sowie regelmäßig die Untersuchung auf die Wassermann'schen Reaktionen und diesem Verfahren verwandte Nebenreaktionen in Frage, die in vielen Nervenkliniken auch heute noch zu den Routineverfahren zählt.

Besonders wichtig kann die Liquordiagnostik sein, ferner gelegentlich im Rahmen der elektro-physiologischen Untersuchung die Chronaxie-Bestimmung, die Elektromyographie sowie vor allem die Elektroencephalographie. Darüber hinaus sind die Echoencephalographie und auch die Szintigraphie zu nennen. Schließlich sind die Neuroradiologie und einige ihrer Teilbereiche bei bestimmten Beweisfragen bzw. psychischen Auffälligkeiten von Bedeutung (s. Hdbforens. Psychiatrie 1972, S. 1503—1529).

Bei Zusatzuntersuchungen, die entsprechende körperliche Eingriffe notwendig machen (z. B. Liquorentnahme) muß die ausdrückliche Einwilligung des Probanden eingeholt werden (s. u. II., 3.2.1.2.).

Methodisch handelt es sich bei diesen Zusatz*untersuchungen* weitgehend um eine Anwendung naturwissenschaftlicher, vor allem chemischer oder physikalischer Methoden. Differenzen kann es gelegentlich in der Bewertung bestimmter Aufzeichnungen geben.

2.2.2. Psychischer Befund

2.2.2.1. Psychiatrische Exploration. Vor allem mittels der psychiatrischen Exploration erhebt man den psychischen Befund als Grundlage für die psychiatrische Diagnose. Sie ist für die Erstellung eines psychiatrischen Gutachtens unentbehrlich.

Psychologische Testuntersuchungen haben dagegen bei der psychiatrischen Begutachtung lediglich den Charakter von Hilfsuntersuchungen. Ein psychiatrisches Gutachten, das auf die Exploration verzichtet und sich vorwiegend oder gar ausschließlich auf psychologische Tests stützt, ist in der Regel unbrauchbar. Diese sollten vielmehr als Ergänzung der psychiatrischen Exploration, vor allem bezüglich der Untersuchung des gegenwärtigen psychischen Befundes, herangezogen werden.

Auch ein *Interview* kann eine psychiatrische Exploration nicht ersetzen. Es kommt bei der psychiatrischen Begutachtung gar nicht zur Anwendung. (Eine Sonderstellung hat das sog. Tiefeninterview).

Bisweilen werden unter Verkennung der Unterschiede zwischen Exploration und Interview beide Begriffe synonym gebraucht. Tatsächlich handelt es sich jedoch weitgehend um Verschiedenes:

Beim *Interview* geht es um die Gewinnung von Informationen; man erhebt die (subjektiven) Daten, die der betreffende Proband angibt. Das Interview wird schlechthin überall dort eingesetzt, wo es auf die Erlangung von Informationen durch Befragung ankommt. Zur Planung des Interviews ist eine theoretische und praktische Ausbildung in dem betreffenden Fachgebiet erforderlich. Für die Durchführung zumindest eines standardisierten Interviews bedarf es der Ausbildung in der Technik der (formalen) Befragung unter Berücksichtigung der jeweiligen Befragungssituationen. Eine besondere Ausbildung in einem bestimmten Wissenschaftsgebiet ist hierzu dagegen entbehrlich. Der gute Interviewer kann in vielerlei Fachgebieten kunstgerechte Interviews durchführen.

Die *Exploration* ist die wichtigste Methode zur Gewinnung des psychopathologischen Teiles der psychiatrischen Diagnose. Mit ihrer Hilfe versucht man, einzelne Bereiche der Persönlichkeit objektiv zu erfassen. Sie bedingt eine eingehende psychiatrische Fachausbildung, die nicht nur ein umfangreiches theoretisches Grundwissen über das Fachgebiet, sondern auch viel Erfahrung und die Beherrschung der differenzierten Technik des psychiatrischen Explorierens als der umfassendsten psychopathologischen Untersuchungsmethode verlangt. Die psychiatrische Exploration kann mit der verfeinerten klinischen Befunderhebung in einem somatisch-medizinischen Bereich verglichen werden. Zu dem erforderlichen psychiatrischen Fachwissen kommen noch ein spezifisches Wissen und entsprechende Erfahrung bezüglich der Begutachtungsprobleme hinzu.

Unabhängig davon werden bei der Exploration zahlreiche psychische Einzelbereiche erfaßt und im Rahmen der psychiatrischen Untersuchung im Zusammenhang zueinander gewichtet: z. B. formaler Ausdruck, Sprache, Mimik, Gestik, Motorik und Antrieb; Empfinden und Wahrnehmung, Vorstellen und Denken, Fühlen und Werten, Streben und Wollen; Icherlebnisse, Zeiterlebnisse, Gedächtnis, seelische Reaktionsfähigkeit, Kontaktfähigkeit; Aufmerksamkeit, Bewußtsein, Intelligenz, Persönlichkeit usw. (Schneider, 1967).

Darüber hinaus wird in verschiedenem Umfang und unterschiedlicher Intensität je nach Beweisfrage eine Anzahl weiterer Fakten berücksichtigt: Komplikationen bei der Geburt, körperliche und geistige Entwicklung, Krankheiten einschließlich Infektionen, Unfälle, Verwundungen, Anfälle usw.; bei Frauen Menarche, Menstruationszyklus, eigene Graviditäten, Geburten und Wochenbett, Menopause; Familienleben im elterlichen Bereich, Militärzeit, Heimat; eigene Ehe, Kinderzahl; besondere Erlebnisse, frühere Wesensart und ihre Veränderung, Suchten (hier auch Alkohol, Rauchen), Selbstmordversuche, Sexualleben; soziale Kontakte, vor allem zu Arbeitskameraden, zur Nachbarschaft, zum anderen Geschlecht, zur Familie und die Änderung dieser Kontakte; Aufenthalts- und Wohnverhältnisse; Ausbildung, Berufsleben, vor allem Wechsel der Tätigkeit und des Arbeitsplatzes, Einkommen, soziale Rolle (sozialer Aufstieg, sozialer Abstieg); Lebensvorsorge, Planung usw.; Hobby und Freizeitgestaltung; Relevanzbezüge und Wertgefüge; Vorfeld der Kriminalität, Stellung der Tat im Lebenslängsschnitt, Kriminalität (s. Göppinger, 1973).

Während der Exploration wird der Proband ständig beobachtet; die einzelnen Fragen werden im Zusammenhang mit der Reaktion auf vorherige Fragen — sowohl auf die Form als auch den Inhalt der Fragestellungen — oder mit früheren Äußerungen gestellt. Dabei wird meist nicht nach vorher festgelegten bestimmten Regeln systematisch vorgegangen, sondern entsprechend der jeweiligen Situation, der Persönlichkeit, der etwaigen Auffälligkeiten im psychischen oder auch sozialen Bereich, wobei es insbesondere auf das richtige Erfassen und die folgende Berücksichtigung der individuellen Besonderheit ankommt. Auch die bei der Exploration angesprochenen Teilbereiche wechseln entsprechend ihrer Verflechtungen und ihrer Bedeutung sowie des augenblicklichen Gewichtes bei der Exploration. Entsprechend variabel ist das formale Vorgehen einmal aktiv, evtl. provozierend, dann zurückhaltend, abwartend usw.

So lassen sich schließlich die einzelnen psychischen Teilbereiche — thematisch ausgerichtet am gesamten Lebens- und Sozialbereich — untersuchen und aus der Synthese der zahlreichen Äußerungen des Probanden sowie der eigenen Beobachtungen des Untersuchers gewisse Einzelfakten psychopathologisch einordnen und phänomenologisch deskriptiv als psychischer Befund darstellen (s. u. 2.2.2.3.).

Die „eigenen Angaben" des Probanden bei der Exploration sollen möglichst schlicht als Feststellungen in Konjunktivform berichtet werden. Soweit sie direkt wiedergegeben werden — was bisweilen angezeigt ist —, sollte dies in der Indikativform, durch Apostrophieren hervorgehoben, erfolgen. Sie erstrecken sich auf die Vorgeschichte bis zum Tag der Untersuchung, also auch auf die Bereiche, deretwegen die Begutachtung durchgeführt wird.

Die Wiedergabe der psychiatrischen Exploration soll als „Tatsachenfeststellung" *ohne* wertende Stellungnahme und ohne jede Interpretation, einfach beschreibend, dargestellt werden. Sie sind Unterlagen für die spätere Auswertung im Rahmen der Beurteilung und haben damit zunächst kein besonderes Gewicht. Es wäre also ein Fehler, in diese beschreibende Darstellung durch entsprechende Bemerkungen bereits eine (voreilige) Stellungnahme des Untersuchers aufzunehmen. Ebenso unzulässig wäre das einseitige Erheben nur bestimmter, in die vorweggenommene Beurteilungskonzeption des Untersuchers passender Tatsachen.

Die so wiedergegebene Exploration erlaubt dem Gericht eine Überprüfung, ob es sich um einen Bericht über die Erhebungen oder bereits um Interpretationen derselben handelt.

2.2.2.2. *Zusatzuntersuchungen.*

2.2.2.2.1. Beobachtung. Durch die Beobachtung will man beim Probanden Aufschluß über den psychischen und evtl. auch sozialen Bereich gewinnen bzw. bestimmte Verhaltensweisen feststellen.

Wie bereits ausgeführt, gehört zur Exploration als Untersuchungsmethode eine ständige Beobachtung des Probanden (s. o.). Diese Form ist gleichzeitig die umfassendste Art der Beobachtung, da den Untersucher praktisch alles interessiert, was der Beobachtete zeigt.

Bei der psychiatrischen Begutachtung erfolgt darüber hinaus eine meist freie — bisweilen aber auch teilweise standardisierte — Beobachtung im Rahmen des Klinikaufenthaltes. Diese ist deshalb wichtig, weil sie während des üblichen Tagesablaufes auf der Station erfolgt, ohne daß eigens hierzu eine (künstliche) Beobachtungssituation hergestellt werden müßte. Aber auch die Beobachtung außerhalb der Untersuchungsräume im weiteren Rahmen (wiederholter) ambulanter Untersuchungen ermöglicht unter Umständen zusätzliche, oft sehr wertvolle Feststellungen. Solche Beobachtungen können durch verschiedene Personen durchgeführt werden, deren jeweilige Feststellungen Tatsachenmaterial von unterschiedlichem Gewicht für den psychiatrischen Befund bzw. die Diagnosestellung abgeben.

Darüber hinaus können Beobachtungen bei Gruppendiskussionen oder bei einem zu diesem Zweck durchgeführten Theaterspiel erfolgen, wobei dem Probanden eine bestimmte Rolle im Rahmen eines Beobachtungsplanes zugeteilt wird.

Bei allen Formen der Beobachtung verhält sich der Untersucher im Gegensatz zur Exploration rezeptiv.

Die Beobachtung vermag zwar zusätzliche Anregungen zu geben und evtl. neue Tatsachen zu vermitteln; sie kann jedoch die psychiatrische Exploration nicht ersetzen, es sei denn bei extremen psychischen Auffälligkeiten wie Stupor oder schwerer Bewußtseinstrübung usw.

Die Ergebnisse der Beobachtung sind streng beschreibend darzustellen, ohne wertende Interpretationen bezüglich der etwaigen psychischen Auffälligkeit oder gar der vom Gericht an den Sachverständigen gerichteten Beweisfrage.

2.2.2.2.2. Psychologische Tests. Die Anwendung psychologischer Tests setzt eine psychologische Ausbildung und große Erfahrung sowohl in der Testpsychologie als auch in der Persönlichkeitsdiagnostik überhaupt voraus. Eine eingehende Abhandlung über die Formalkriterien und vor allem den Inhalt der verschiedenen Tests würden den Rahmen dieser Darstellung sprengen; eine zusammengefaßte Darstellung unterbleibt aus denselben Gründen, aus denen eine solche etwa für körperliche Untersuchungsmethoden auch nicht erfolgt. (Zur Literatur s. Heiss, 1964; Meili, 1965; Pauli/Arnold, 1972; und die dort jeweils angegebene Literatur).

Die psychologischen Tests haben in bestimmten Fällen Einzug in die psychiatrische Diagnostik gefunden und werden vielfach auch bei psychiatrischen Gutachten verwendet (s. dazu Huber, Hdbforens. Psychiatrie, 1972). Sie beeindrucken die Gerichte vor allem dann, wenn ihre Aussagen sehr bestimmt vorgebracht und ihre Methoden so exakt beschrieben werden, daß sie auch für Laien ohne weiteres einsichtig erscheinen — im Gegensatz zur Methodik der psychiatrischen Exploration. Insofern handelt es sich dabei allerdings um ein Problem der Technik, das ohne spezielles Fachwissen leichter zu begreifen ist als etwa ein Verfahren, dessen Tragweite nur aufgrund eines *eigenen Erfahrungswissens* erfaßbar wird. Die gut durchschaubare Technik eines Verfahrens gibt aber noch keine Auskunft über den inhaltlichen Ertrag.

Seelisches ist grundsätzlich nur durch den Ausdruck und damit nur *indirekt* erfaßbar oder — richtiger — erschließbar. Einer solchen Erschließung seelischer Bereiche dienen auch die Tests. Man versucht, die (unkontrollierten) Aussagen bei einer Exploration, einer Beobachtung oder einem Experiment dadurch in einen genau umreißbaren Rahmen zu bringen, daß man das Vorgehen bei der Gewinnung der Daten nicht nur durch bestimmte Kriterien einschränkt, sondern auch den Sachertrag vorweg durch entsprechende Festsetzungen formal bestimmt.

Bei einem Test handelt es sich also um eine standardisierte experimentelle Situation, die als Anreiz zu einem Verhalten dient. Man will in möglichst kurzer Zeit ein möglichst umfassendes Bild von bestimmten psychischen Bereichen der betreffenden Persönlichkeit gewinnen und provoziert zu diesem Zweck mittels des Testverfahrens Reaktionen der zu untersuchenden Person, aus denen dann Rückschlüsse auf zugrunde liegende Persönlichkeitskonstanten (Fähigkeiten, Haltungen oder auch Leistungen usw.) gezogen werden. So wird der Test auch als Sonderfall des Experiments an einem Individuum bezeichnet.

Das durch den Test provozierte unterschiedliche Verhalten verschiedener Personen, die in die gleiche Situation versetzt worden sind, wird verglichen. Dabei werden die Unterschiede statistisch überprüft, so daß man die Möglichkeit hat, die getestete Person oder den getesteten Bereich zu klassifizieren. Der Test gibt also keine unmittelbaren Aussagen über bestimmte Persönlichkeitszüge oder auch Leistungen einer Person oder gar über die ganze Persönlichkeit. Er kann stets nur angeben, was der Proband in bezug auf das vorgesetzte Testmaterial gezeigt hat und wie er im Vergleich zu anderen Probanden, die diesem Test unterzogen worden sind, oder im Vergleich zu einem für diesen Test errechneten statistischen Mittelwert liegt. Selbst bei einem gut standardisierten Intelligenztest, der als zuverlässig gelten kann, ist eine sichere Aussage über die Intelligenz *an sich* insofern nicht möglich. Andererseits muß ein brauchbarer Intelligenztest immer die Gewähr dafür geben, daß er etwas mißt, was tatsächlich relevant ist und sinnvoll als Intelligenz bezeichnet werden kann. Zumindest machen die Angaben über die Validität eines Tests klar, was er mißt. Entspricht also die Validierung eines solchen Tests den geforderten Qualitätskriterien, so kann man sich auch darauf verlassen, daß etwa bei einem IQ von 100 (z. B. beim HAWIE) die Intelligenz des Probanden tatsächlich dem Durchschnitt entspricht.

Weit größer als bei den meist recht zuverlässigen Leistungstests ist die Gefahr eines Irrtums bei den Persönlichkeitstests. Ebenso wie die psychiatrische Exploration die Persönlichkeit nicht uneingeschränkt erfassen kann und will, ist es auch dem besten Test nicht möglich, die Persönlichkeit oder einzelne psychische Bereiche so zu zeigen, wie sie sind. Es kann vielmehr nur ein Bild der Persönlichkeit bzw. einzelner psychischer Bereiche wiedergegeben werden, wie es aufgrund des jeweiligen Tests entworfen wird.

Nach äußeren Charakteristika kann man etwa unterscheiden zwischen schriftlichen Tests, Zeichentests und apparativen Verfahren, zwischen verbalen und nicht verbalen Tests, zwischen entfaltenden und determinierenden Tests. Nach der Art der Anwendung unterscheidet man zwischen Individualtests und Gruppentests; nach der Funktion kann man gliedern in Fähigkeitstests und Persönlichkeitstests.

Als Sonderfälle gelten Tests für Probanden mit Hochschulniveau und begabte Erwachsene einerseits und Tests für geistesschwache Personen andererseits, Tests für spezielle Fähigkeiten und Begabungen (Leistungstests: technische, organisatorische, künstlerische Begabung); Tests zur Prüfung von Gedächtnis, Aufmerksamkeit und Konzentration, Sinnesfunktionen, Motorik, Handgeschick und anderes; Tests für besondere Kenntnisse und Leistungen (Lebenswissen, Schulwissen, Rechnen, sonstige Kenntnisse, Berufsleistung). Zu der Gruppe der Persönlichkeitstests gehören die projektiven Verfahren (Spieltests, graphische Gestaltungstests, Erzähltests, Wahltests), Interessentests, Situationstests usw.

Bei der Verwertung psychologischer Tests im psychiatrischen Gutachten muß neben den grundsätzlichen Grenzen der Aussagen psychologischer Tests vor allem berücksichtigt werden, daß die Persönlichkeitstests zu dem von ihnen angegangenen psychischen Bereich nur für den *gegenwärtigen* Zeitpunkt Stellung nehmen. Sie stellen die *Testzeit-Persönlichkeit* dar, die nicht unbedingt mit der „durchschnittlichen" Persönlichkeit oder gar mit der Tatzeit-Persönlichkeit gleichzusetzen ist. Zum Zeitpunkt der Untersuchung z. B. eines Verbrechers liegt das Verbrechen bereits mehr oder weniger lange zurück. Die lebenssituative Relevanz ist nicht mehr die gleiche wie zur Zeit der Tat: Alles seither Erlebte, alle Ängste, Nöte, Hoffnungen, alle Lügen, alle Bekenntnisse, alles, was an den Täter von innen und außen inzwischen herantrat und ihn bewegte, präsentiert sich nun in der Testzeit-Persönlichkeit. Will man nicht annehmen, daß jeder Täter völlig gemüt- und resonanzlos sei, gleichsam wie eine Maschine ohne Eigenleben, Erleben oder seelische Reaktionsfähigkeit, wird man kaum damit rechnen können, daß die Tatzeit-Persönlichkeit und die Testzeit-Persönlichkeit, zumindest so, wie sich letztere in den Tests niederschlägt, übereinstimmen. Dasselbe gilt auch für sonstiges psychisches Verhalten. Psychische Auffälligkeiten, die vor dem Zeitpunkt der Testabnahme vorlagen, bleiben unter Umständen verborgen. Verläßt sich ein psychiatrischer Sachverständiger bei seinem Gutachten überwiegend auf die psychologischen Tests, dann kann es durchaus passieren, daß er ein möglicherweise zutreffendes Bild der Persönlichkeit zur Zeit der Begutachtung zeichnet und dieses auf den Zeitpunkt der Tat überträgt, obgleich damals eine durch eine kunstgerechte Exploration erkennbare Geisteskrankheit mit entsprechenden psychischen Auffälligkeiten vorlag.

Die psychiatrische Diagnose ergibt sich oft genug (und nicht nur bezüglich eines zurückliegenden Zeitpunktes) aus einer Längsschnittuntersuchung unter Berücksichtigung der gesamten krankheitsanamnestischen Angaben sowie der körperlich-neurologischen Befunde und Zusatzbefunde zusammen mit dem psychopathologischen Querschnittsbild. Allerdings läßt sich überwiegend auch das Querschnittsbild zur Zeit der Tat durch entsprechende Explorationen erschließen.

Vielfach wird auch zu wenig bedacht, daß die Tests in der Regel zwar für die normalpsychologischen Verhältnisse, nicht aber für die Differenziertheit psychopathologischer Auffälligkeiten gültig sind. Die in Deutschland gut eingeführten und erprobten Tests genügen zwar vollauf, um ein Bild der Persönlichkeit des Probanden bzw. bestimmter psychischer Bereiche zu entwerfen. Spezielle Tests, die für bestimmte forensisch-psychiatrisch relevante Fragen treffend wären, fehlen jedoch. Ebenso gibt es bisher keine zuverlässigen spezifischen kriminologischen Tests, die etwa in typischen Bereichen bestimmte Auffälligkeiten bei manchen Kriminellen im Vergleich zu (nicht kriminellen) Vergleichspersonen darstellen.

Die Tatsache, daß das Angebot an Tests nicht zu übersehen ist (es werden Zahlen bis zu 50 000 genannt), mahnt zu besonderer Vorsicht bei der Anwendung einzelner Tests. Keineswegs alle Testverfahren erfüllen die geforderten Qualitätskriterien (objektiv, zuverlässig, gültig, zulänglich, vergleichbar, ökonomisch, nützlich).

Erfahrungsgemäß bewährt es sich besser, wenn ein Untersucher verhältnismäßig wenige, ihm gut vertraute Tests jeweils in der entsprechenden Zusammenstellung (Testbatterie) anwendet, als wenn er jeden neu veröffentlichten Test ausprobiert und auf diese Weise zwar eine endlose Auswahl zur Verfügung hat, nicht aber eigene gründliche Erfahrungen mit dem einzelnen Test besitzt. Keinesfalls sollte man solche Tests ohne eigene Erfahrung damit als Hilfsmittel bei der Begutachtung heranziehen. Es wäre als *Fehler* zu bezeichnen, wenn ein Sachverständiger im Gutachten einen Test verwertet, den er erst bei der Begutachtung erprobt.

Bei einer richtigen Handhabung der Tests und genügender wissenschaftlicher Kritik unterscheidet der Untersucher bei der Wiedergabe der Testergebnisse zwischen den unmittelbaren objektiven Erhebungen durch den Test, also den Tatsachen, die direkt von dem Probanden produziert wurden, und deren Interpretationen.

Zu den unmittelbaren Aussagen gehören z. B. die Antworten bei der Beschreibung der Rorschach-Klecks-Bilder oder die Bemerkungen zu den Ausführungen des Wartegg-Tests oder die Geschichten zu den TAT-Bildern oder die aufgezählten Gemeinsamkeiten im HAWIE.

Bei den Interpretationen ist im wesentlichen abzugrenzen zwischen Interpretationen entsprechend der in der Testbeschreibung angegebenen Auslegung und einer persönlichen Interpretation des Untersuchers.

Die Interpretation muß sich als solche erkennbar abheben von den Erhebungen und für jeden sichtbar werden. Es muß schon aus der Formulierung hervorgehen, ob es sich bei den Ausführungen um Darstellungen des Probanden oder um Interpretationen handelt.

Das *Gericht* hat auch ohne eigene unmittelbare Sachkunde die Möglichkeit, sich die einzelnen im Gutachten verwendeten psychologischen Tests, den genauen Rahmen, für den sie vorgesehen sind, die Methoden der Erhebung und die Interpretationen bezüglich der Aussagen über die entsprechenden psychischen Teilbereiche darlegen zu lassen. Es sollte zudem eine kritische Stellungnahme dazu verlangen, ob die bei der Auswertung der Tests gewonnenen Aussagen auch für den Zeitpunkt der Verhandlung und vor allem für den für die Beweisfrage relevanten Zeitpunkt (z. B. der Tat) gelten.

2.2.2.3. Darstellung des psychischen Befundes. Der psychische Befund wird in beschreibender Form vorgelegt. Überlegungen zum Zusammenhang etwaiger psychischer Auffälligkeiten gehören in der Regel zu den Erörterungen über die psychiatrische Diagnose (s. u. 2.3.1.). Sollten sie ausnahmsweise einmal schon beim psychischen Befund erfolgen, so müssen sie — auch der Form nach — als solche erkennbar sein und sich vom eigentlichen Befund abheben.

Die deskriptive Darstellung des psychischen Befundes gibt das Ergebnis der mit Hilfe der psychiatrischen Exploration durchgeführten Untersuchung einzelner seelischer Funktionen wieder. Dabei wird die „seelische Funktionseinheit gewissermaßen auseinandergelegt . . ., weil man, um überhaupt etwas zu erfahren, schlechterdings von einer Funktion zur anderen blicken muß" (K. Schneider, 1967, 96). Es erfolgt ein Aussondern, Begrenzen, Unterscheiden und Beschreiben bestimmter erlebter Phänomene, die dadurch vergegenwärtigt und regelmäßig mit einem bestimmten Begriff benannt werden.

Gibt der Proband z. B. an, Stimmen zu hören, obgleich niemand anwesend ist, wird dies als akustische Halluzination bezeichnet (vorausgesetzt, daß die Angaben im Rahmen der Exploration als richtig erkannt werden); klagt er darüber, daß er dauernd alle Autos zählen müsse, die vorbeifahren, obgleich ihm dies lästig sei und er es als Unsinn ablehne, wird dies als Anankasmus, als Zwang, beschrieben.

Hinzu kommen noch die unmittelbaren Wahrnehmungen des Untersuchers, der etwa das manierierte Ausdrucksverhalten oder die gekünstelte Sprache des Untersuchten beobachtet.

Eine Auseinandersetzung über den möglichen Zusammenhang solcher Phänomene mit irgendwelchen exogenen oder endogenen Fakten erfolgt dabei nicht. Es geht vielmehr darum, seelische Erlebnisse und Zustände sowie deren Abgrenzung und Festlegung zu vergegenwärtigen. Sie können ohne weiteres nachgeprüft werden.

Freilich lassen sich psychologische Untersuchungen am Menschen nach Bedingungen und Verlauf nicht so exakt wiederholen wie Untersuchungen im Rahmen eines naturwissenschaftlichen Experimentes, weil der Mensch sich in seinem seelischen Verhalten mit dem Erleben jedes Augenblickes zu ändern vermag, so daß ein Nachuntersucher nie mehr genau die gleichen Verhältnisse antrifft wie sein Vorgänger. Dies mindert aber nicht den objektiven Wert der mit Hilfe analytischen Beschreibens gewonnenen Einzeltatsachen aus dem seelischen (und auch sozialen) Bereich des Probanden sowohl im Lebensquerschnitt als auch im Lebenslängsschnitt.

2.3. Beurteilung

2.3.1. Psychiatrische Diagnose

Anders als in der täglichen klinischen Praxis, in der die Diagnose mit dem entsprechenden Terminus bezeichnet wird, wozu allenfalls noch eine Aufzählung der differentialdiagnostischen Überlegungen kommt, ist bei der psychiatrischen Begutachtung vor allem im Strafverfahren, aber auch in den meisten Bereichen innerhalb des Zivilprozesses eine eingehende Erörterung der diagnostischen Erwägungen notwendig. Diese erfolgt im Gutachten im Rahmen der Beurteilung nach einer vorherigen sehr knappen Zusammenfassung der wichtigsten Daten aus dem Aktenauszug, den eigenen Angaben des Probanden und den Befunden. (Eine solche Zusammenfassung sollte sich in der Regel auf eine, höchstens zwei Seiten beschränken.)

Die Überlegungen zur psychiatrischen Diagnose beschäftigen sich mit der Bewertung der psychischen und neurologischen Einzelbefunde. Diese Auseinandersetzung, die der Psychiater in der täglichen Praxis mehr oder weniger stillschweigend vornimmt, ist für das Gericht zur eigenen Meinungsbildung (entsprechend dem Zweck des Gutachtens) sehr wichtig.

Dies gilt auch und besonders dann, wenn eine sichere diagnostische Entscheidung nicht möglich ist. Je nach Beweisfrage, die vom Gericht entsprechend der gesetzlichen Beweislast zu stellen ist (s. u. 2.3.2.), ergeben sich unter Umständen völlig verschiedene Konsequenzen. Ist z. B. die Schuldfähigkeit darzulegen und müssen Zweifel daran ausgeräumt werden, so kann auch ein diagnostisch nicht sicher geklärtes Bild, eine jedoch durchaus mögliche bzw. wahrscheinliche Diagnose mit allen Konsequenzen aus der (nicht sicher feststellbaren) Krankheit auf das soziale Verhalten der Persönlichkeit genügen, um den Nachweis der uneingeschränkten Schuldfähigkeit zu verhindern. Anders liegen die Verhältnisse, wenn z. B. Geschäfts*un*fähigkeit nachgewiesen werden muß. Wenn schon die Diagnose nicht mit genügender Wahrscheinlichkeit gestellt werden kann, dann ist es auch nicht möglich, mit an Sicherheit grenzender Wahrscheinlichkeit das Vorliegen der sich aus jener Eventualdiagnose ergebenden möglichen psychischen Auswirkungen, ohne die die betreffende Gesetzesbestimmung nicht relevant wird, für den konkreten Fall zu beweisen.

Da diese Fragen ausschließlich vom Gericht zu entscheiden sind, ist eine ausführliche Darlegung der diagnostischen Überlegungen, vor allem auch der mit einer gewissen Wahrscheinlichkeit in Frage kommenden Differentialdiagnosen durch den Sachverständigen unumgänglich.

Die Diagnose kommt zustande durch eine zusammenfassende Bewertung und Gewichtung der vorliegenden Einzeltatsachen, beginnend mit den schriftlichen Unterlagen über die Angaben des Probanden und dritter Personen bis zu den Befunden und Zusatzbefunden. Dabei ist die Diagnosestellung dann verhältnismäßig einfach und die damit verbundene Erklärung der psychischen Auffälligkeiten meist auch dem Laien verständlich, wenn es sich zeigt, daß die Auffälligkeiten durch eine körperliche Erkrankung hervorgerufen wurden.

So können unter Umständen eine plötzlich einsetzende Euphorie, ein mit nichts motivierbarer Optimismus, eine früher nicht gekannte Kritiklosigkeit bei einem Menschen durch organische Veränderungen erklärt werden, wobei diese Veränderungen sowohl mit Hilfe der neurologischen Untersuchungen als auch aufgrund der Laboruntersuchungen nachweisbar sind. Das geläufigste Beispiel für psychische Auffälligkeiten aufgrund somatischer Veränderungen ist die Alkoholwirkung, besonders der Rausch.

Bei bestimmten psychischen Krankheiten finden sich psychische Abnormitäten, z. B. Stimmenhören in Form von Rede und Gegenrede, die *nur* bei solchen Krankheiten, nicht dagegen bei Gesunden oder bei (psychologisch einfühlbaren) abnormen Erlebnisreaktionen vorkommen (zur psychiatrischen Systematik s. Witter, Hdbforens. Psychiatrie, 1972). In diesen Fällen kann allein aufgrund solcher Abnormitäten, die im Querschnittsbild, aber auch im Längsschnitt erkennbar werden können, die psychiatrische Diagnose gestellt werden, obgleich sich kein körperliches Korrelat findet. Der Sachverständige bewegt sich hier ebenso wie bei der Aussage über die krankheitsbedingten Auffälligkeiten auf dem Boden wissenschaftlich nachweisbarer (und auch von einem anderen Psychiater ohne weiteres nachprüfbarer) Tatsachen.

Problematisch wird es dort, wo psychische Auffälligkeiten nicht durch (körperliche) Krankheiten erklärt werden können (s. dazu ausführlich Witter, aaO). Eine

Suche nach Zusammenhängen der erkannten Auffälligkeiten ist dann im allgemeinen nur durch Interpretation möglich. Die darin liegenden Unsicherheitsfaktoren für die Gewinnung objektiver Erkenntnisse liegen auf der Hand.

In der Regel kommt im psychischen Bereich solchen Zusammenhangsdarstellungen, die mit Hilfe des genetischen Verstehens „mit Evidenz" erkennbar sind, ein objektiver Aussagewert zu.

So versteht man unmittelbar „mit Evidenz" den Zusammenhang einer plötzlich auftretenden, traurigen Verstimmung eines Menschen mit der Nachricht vom unerwarteten Tod eines Freundes oder den Zusammenhang einer plötzlichen Erregung eines Menschen mit einer verleumderischen Äußerung oder den Zusammenhang überschäumender Freude mit der Bekanntgabe eines wider Erwarten guten Examensergebnisses usw.

Abgesehen von diesem engen Bereich des evidenten Zusammenhangs zwischen Ereignis und seelischem Erleben wird jedoch die Gefahr, daß schon die „feststellende" Aussage des Untersuchers nicht mehr den Charakter der Darstellung von objektiven Einzeltatsachen trägt, sondern in sich bereits deutende bzw. interpretierende Elemente enthält, um so größer, je weiter er sich von der analytisch beschreibenden Wiedergabe psychischer Bereiche weg zur verstehenden Methode hinwendet und je deutlicher dabei das konstruierende Element wird. Wo angenommene Hypothesen oder Behauptungen, persönlich angestellte Überlegungen oder auch der Drang nach Entschuldigung oder Anklage irgendeine Rolle bei der Darstellung der (konstruierten) Zusammenhänge spielen, bewegt man sich im Bereich des spekulativen Erklärens, des Deutens.

Häufig werden soziale oder gar strafrechtlich relevante Auffälligkeiten auf außergewöhnliche individuelle psychische oder soziale Belastungen zurückgeführt. Hierbei ist besondere Skepsis vor allem dann angezeigt, wenn die angebotenen Erklärungen zwanglos und einleuchtend „aufgehen". Mit dem Ziel, mehr über psychische und soziale Zusammenhänge auszusagen, werden dabei Verhaltensweisen oftmals mit Hilfe von Konstruktionen aufgrund bestimmter Vorstellungen, Konzepte oder auch formulierter Hypothesen ausgedeutet. Der Untersucher interpretiert dabei bisweilen die von dem Probanden gemachten Angaben und Feststellungen, die unter Umständen bereits im Hinblick auf ihre Eignung für die Anwendung der betreffenden Vorstellungen einseitig ausgesucht werden, nach einem bestimmten — ihm mehr oder weniger bewußten — Leitgedanken. Je eindeutiger dabei die Suche nach dem Zusammenhang, in dem eine psychische oder soziale Auffälligkeit stehen könnte, von Anfang an mit dem Grundbezug auf eine solche „Leitidee" aufgebaut ist, desto geringer ist der objektive Wert der späteren Aussage.

Wenn man z. B. in dem Verbrecher von Anfang an den geborenen Asozialen oder den durch die Mißgunst der Verhältnisse Benachteiligten sieht, wenn man in der Gesellschaft oder in der Mutter, die sich ihrem Kind nicht genügend gewidmet hat, den wahren Schuldigen sucht, oder wenn man sich auf eine Ideologie beruft, die das kriminelle Tun motivieren oder rechtfertigen soll, und nunmehr die möglicherweise einseitig erhobenen Fakten ausschließlich unter einem solchen Aspekt interpretiert, dann handelt es sich um keine korrekte wissenschaftliche (psychiatrische) Aussage mehr; das Gutachten ist unbrauchbar.

Letzten Endes bleibt es dabei gleichgültig, welcher Art dieser Leitgedanke ist. Im psychischen Bereich ist eine neutrale Kontrolluntersuchung ohne Akzeptierung der Leitidee, des Weltbildes, des Daseinsentwurfes usw. oftmals nicht mehr möglich, weil der Proband auf dem vorgespurten Wege durch die entsprechende vorherige Untersuchung festgelegt ist. Die objektive Richtigkeit der Ergebnisse läßt sich jedoch weder beweisen noch widerlegen. Aus methodologischen Gründen ist nämlich die Richtigkeit der Leitidee oder des zugrunde liegenden Persönlichkeits- oder Gesellschaftsmodells usw. nicht beweisbar oder widerlegbar, womit sie erfahrungswissenschaftlich unverbindlich bleiben.

Es ist kaum zu bestreiten, daß soziales Geschehen sich in irgendeiner Weise auch im psychischen Bereich und in folgenden sozialen Verhaltensweisen niederschlägt. Gesichertes Wissen über Zusammenhänge und Korrelationen, über Qualitäten, aber auch über Quantitäten solcher Auswirkungen, fehlt uns jedoch. (Zu diesen Fragen auch bezüglich psychoanalytischer Modelle und Theorien s. ausführlich vor allem bei Janzarik, Bräutigam, Huber, Witter in Hdbforens. Psychiatrie, 1972).

Das *Gericht* sollte sich vom Sachverständigen die vorgegebenen Dispositionen (s. Witter, aaO.) des Probanden eingehend aufzeichnen und dann im einzelnen darlegen lassen, wie er die in seinem Gutachten dargestellten psychischen Zusammenhänge festgestellt hat. Dadurch wird der Richter eher überprüfen können, ob es sich bei den Aussagen des Sachverständigen um allgemein anerkannte wissenschaftliche (psychiatrische) Erfahrungssätze handelt, oder ob dieser sich an Modellvorstellungen orientiert.

Das Gericht kann damit der Gefahr entgehen, durch ein allzu schlüssig vorgetragenes Gutachten, zumal wenn dieses etwa seelische Zusammenhänge und deren zwangsläufige Aufeinanderfolge evtl. von früher Kindheit an lückenlos darlegt, zu einer falschen Bewertung dieser Aussagen verführt werden.

2.3.2. Stellungnahme zur Beweisfrage

Während sich der psychiatrische Sachverständige bei der Untersuchung und auch bei der Diagnosestellung noch in dem ihm vertrauten psychiatrischen Fachbereich bewegt, hat er sich bei der Stellungnahme zur Beweisfrage stets auch mit juristisch vorgegebenen Wertungen auseinanderzusetzen. Er muß die Art des Zusammenhangs bzw. die Auswirkungen der festgestellten (psychiatrischen) Tatsachen bezüglich eines bestimmten juristischen Tatbestandes angehen. Dabei handelt es sich für ihn um prinzipiell Neues, Andersartiges. Zu der vom Psychiater in der täglichen Praxis gewonnenen Erfahrung, die jetzt nicht mehr ausreicht, tritt nun die spezielle Erfahrung als Sachverständiger.

Im Gutachten muß sich dieser letzte Abschnitt auch äußerlich deutlich von den vorherigen Teilen abheben, etwa durch den Hinweis, daß nunmehr die Bezugsetzung der psychiatrischen Feststellungen zu den juristischen Beweisfragen erfolge.

Unter den Gutachten kann man vom Inhalt der Beweisfrage her grob unterscheiden zwischen solchen, bei denen es sich um den *Zusammenhang* zwischen einer Schädigung bzw. einem schädigenden Ereignis und den geltend gemachten Auffälligkeiten bzw. Beschwerden geht und jenen, die über die juristisch relevante *soziale Auswirkung* irgendwelcher Auffälligkeiten Auskunft geben sollen.

Bezüglich des *Zeitpunktes* der Relevanz der Auffälligkeiten wird in den meisten Fällen eine retrospektive Stellungnahme erwartet. Nur verhältnismäßig selten ist der Zeitpunkt der Untersuchung oder ein in der Zukunft liegender Zeitpunkt bzw. Zeitraum von Bedeutung.

Bei den Gutachten über *Zusammenhangsfragen,* die vor allem bei Entschädigungsansprüchen im Zivilprozeß und im Sozialgerichtsverfahren notwendig werden, bleibt der Sachverständige in der Regel zwar innerhalb der psychiatrischen Wissenschaft, verläßt aber den ihm geläufigen Bereich der täglichen (auch klinischen) Praxis und vielfach auch den festen Boden wissenschaftlich gesicherter Erkenntnis. Hier setzt die besondere Verantwortung des Sachverständigen ein. Wo eine Frage wissenschaftlich nicht sicher geklärt ist, muß dies dem Gericht mitgeteilt werden.

Bei Zusammenhangsfragen, bei denen es etwa darum geht, ob konstitutionelle Faktoren oder bestimmte Ereignisse ursächlich für die bestehenden Auffälligkeiten sind (zu den verschiedenen Kausalitäts„graden" s. Witter, Lencker-Schumann, Schubert, in Hdbforens. Psychiatrie, 1972), lassen sich in der Regel wissenschaftliche Vergleichs-untersuchungen durchführen. Fehlen solche oder sind diese methodisch fragwürdig und „entscheidet" der Sachverständige selbst, so ist sein Gutachten fehlerhaft. Zudem setzt er sich evtl. dem Vorwurf der Bevorzugung einer der Parteien aus; Floskeln wie „nach allgemeiner Erfahrung" sind inhaltslos, solange keine nachprüfbaren wissen-schaftlichen Untersuchungen zu dem betreffenden Problem vorliegen. Diese sind gegebenenfalls im Gutachten darzustellen, damit das Gericht schließlich die recht-liche Bewertung vornehmen kann.

Soweit sich der Sachverständige auf bestimmte Lehrmeinungen beruft, hat er auch zu deren wissenschaftlichem Erkenntnisgehalt Stellung zu nehmen. Der Zwang hierzu schützt ihn vor der Gefahr der kritiklosen Übernahme von unbewiesenen Hypothe-sen oder irgendwelchen Modeströmungen in sein Gutachten als „wissenschaftliche Erkenntnis".

Ist der Sachverständige gezwungen, den Nachweis der wissenschaftlich gesicherten Erkennt-nis seiner Ausführungen, z. B. über bestimmte frühkindliche Erlebnisse oder Versäumnisse, über falsche Erziehung des Beschuldigten durch die Eltern oder die falsche Einstellung der Umgebung oder der Gesellschaft diesem gegenüber ⟨s. o.⟩ als Ursache für die Tat bzw. die Verhaltensweisen des Beschuldigten zu erbringen, wird er vermutlich mit solchen „sachverständigen" Äußerungen sehr zurückhaltend sein. Dies sollte er allerdings auch im Hinblick auf mögliche strafrechtliche Konsequenzen etwaiger Falschaussagen vor Gericht (s. u. II., 2.6. Pflichten des Sachverständigen, vor allem 2.6.5.) sein.

Bei wissenschaftlichen Streitfragen, die über das Beweisthema des Gutachtens bestehen, darf der Sachverständige nicht ausschließlich seine Meinung darlegen. Vielmehr muß er auch Gegen-meinungen aufzeigen, sich mit ihnen auseinandersetzen und seine eigene begründen. Sollte seine Meinung den wissenschaftlichen Erkenntnissen oder der einhelligen Meinung in der Wissenschaft nicht entsprechen, er also eine Mindermeinung vertreten oder gar seine persönliche Privatmeinung vortragen, so muß er dies deutlich herausstellen.

Es ist auch fehlerhaft, wenn etwa anstelle wissenschaftlicher Erkenntnis eine Übereinkunft zwischen bekannten Fachvertretern gesetzt und aufgrund dieser die Beweisfrage des Gerichts beantwortet wird, so daß das Gericht den Eindruck erhält, es handle sich um gesichertes Wissen. Das gleiche gilt für Aussagen aufgrund eigener Vermutungen des Sachverständigen. In solchen Fällen liegt ein Verstoß gegen die Pflichten des Sachverständigen (s. u. II., 2.6., vor allem 2.6.1.5.) vor.

Soll im Gutachten zu der normativ festgelegten *Auswirkung der psychischen Auf-fälligkeit* Stellung genommen werden, so muß der Sachverständige das ihm aus der psychiatrischen Praxis vertraute Sachgebiet weitgehend verlassen. Der Arzt kümmert sich nicht um die (juristisch zu bewertende) Zurechnungsfähigkeit, wenn der Kranke zur Behandlung kommt.

Allerdings bestehen bei Beweisfragen, die z. B. eine Stellungnahme zur Arbeitsfähigkeit for-dern, enge Beziehungen zur Praxis, wo der Arzt diese ja dauernd beurteilen muß. Solche Gerichts-gutachten sind jedoch verhältnismäßig selten.

Als Sachverständiger hat sich der Psychiater nun mit dem Inhalt der (juristischen) Begriffe zu beschäftigen und dazu Stellung zu nehmen. Er muß dabei die Unterschiede nicht nur zwischen juristischer und psychiatrischer, sondern auch innerhalb der juri-stischen Terminologie kennen. Er muß wissen, daß z. B. „Geistesschwäche" entspre-chend § 6 BGB eine andere Bedeutung, ihre Bejahung eine andere Auswirkung hat als „Geistesschwäche" entsprechend § 51 StGB. (Durch die in §§ 20, 21 StGB n. F. verwendete Bezeichnung „Schwachsinn" wird dies in Zukunft auch termino-logisch sichtbar.) Er muß die methodischen Grenzen seiner Wissenschaft als Seinswissenschaft und deren gelegentliche Unvereinbarkeit mit den Sol-lensforderungen juristischer Normen erkannt haben. Es muß ihm aber auch gerade in diesen Fällen das breite Erfahrungswissen des Psychiaters über die allgemeine soziale Auswirkung bestimmter Auffälligkeiten zu eigen sein, wenn er das Gewicht der Behauptungen des Probanden (dem es vor Gericht in der Regel um seine unmittelbaren Interessen geht) richtig einschätzen will. Besonders problematisch ist die Stellungnahme dort, wo nach Graden ausgesagt werden soll (z. B. „mit an Sicherheit grenzender Wahrscheinlichkeit" oder aber auch „erheblich" usw.), ohne das im psychiatrischen Bereich eine quantitative Abgrenzung vorgenommen werden kann, solche Grade also seinswissenschaftlich nicht meßbar sind.

Es sind z. B. keine verbindlichen Kriterien für den Schweregrad z. B. einer Halluzination, etwa als leichte, mittlere oder schwere Halluzination bekannt. Ebenso läßt sich ein bestimmter gradueller Unterschied zwischen einzelnen psychopathologisch im Querschnitt abgrenzbaren Auffälligkeiten nicht messen, also z. B. zwischen einer Halluzination und einer erhöhten Reizbarkeit. Bisher liegen jedoch nicht nur keine Kriterien für solche Abstufungen innerhalb des psychopathologischen Bereiches vor, sondern es fehlt auch an einem wenigstens einigermaßen exakten und gesicherten Wissen über den Grad und den Umfang der sozialen Auswirkungen solcher psychopathologischer Auffälligkeiten in bestimmten, jeweils andersgearteten sozialen Gesamtkonstellationen. Dies ist besonders wichtig sowohl bezüglich der zivilrechtlichen (etwa entsprechend § 105 ff. BGB) als auch der strafrechtlichen (etwa entsprechend § 51 StGB a. F. bzw. § 21 StGB n. F.) Relevanz oder im Zusammenhang mit der Prognose oder den Maßregeln der Sicherung und Besserung.

Nicht weniger dürftig als im Querschnittsbereich ist die wissenschaftliche Erkenntnis über die quantitative Abgrenzung, also die graduelle Messung einer bestimmten Auffälligkeit und deren Auswirkung aufgrund ihrer Stellung im Krankheitslängsschnitt. Dieselbe Auffälligkeit, z. B. eine Halluzination, kann etwa am Anfang, in der Mitte oder am Ende einer Erkrankung oder bei einer akuten oder chronischen Erkrankung ein ganz verschiedenes Gewicht innerhalb der psychischen Auffälligkeiten einerseits und bezüglich der sozialen Relevanz für den betroffenen Kranken andererseits haben. Es handelt sich hierbei durchweg um noch weitgehend unerforschte Fragen, die aber forensisch von größter Bedeutung sind. Dies gilt nicht nur für das Strafrecht bei der Beurteilung der Tat oder der Erstellung einer Prognose, sondern auch, und vielleicht sogar in erhöhtem Maße, für das Zivilrecht, z. B. bei einer Beurteilung der Geschäftsfähigkeit oder Testierfähigkeit.

Daher befindet sich der Sachverständige in diesen Bereichen vielfach auf einem wissenschaftlich unsicheren Boden. Vor allem in den Fällen, in denen es sich um eine *retrospektive Beurteilung* handelt, ist ihm eine auch nur einigermaßen gesicherte Aussage oft nicht möglich.

Wie soll er etwa zu der Geschäftsunfähigkeit eines Menschen Stellung nehmen, den er zur Zeit eines Vertragsabschlusses (um den es geht) nicht gesehen hat, den auch kein sonstiger Psychiater damals untersuchte, den er vielmehr erst mehrere Monate später bei der Begutachtung oder in der Klinik, in die dieser wegen einer Depression aufgenommen wurde, kennenlernte. Selbst wenn der Proband und seine Ehefrau Angaben über die vergangenen Zeiten machen, die daran denken lassen, daß damals bereits eine Depression begann, ist die Stellungnahme zur Geschäftsunfähigkeit fast unmöglich, zumal wenn er andererseits damals als Unternehmer seinen Betrieb voll leitete. Mit gutem Gewissen kann der Sachverständige keine Angaben darüber machen, ob „freie Willensbestimmung" des Probanden „mit an Sicherheit grenzender Wahrscheinlichkeit" ausgeschlossen, ob er also geschäftsunfähig war. Sein Gutachten wäre jedoch fehlerhaft, wenn er lediglich aufgrund der Tatsache, daß möglicherweise gewisse Veränderungen beim Probanden vorlagen, so daß er Zweifel an dessen uneingeschränkter Geschäftsfähigkeit bekam, nunmehr mit an Sicherheit grenzender Wahrscheinlichkeit Geschäftsunfähigkeit behaupten würde, obgleich er dies aufgrund der ihm zur Verfügung stehenden Unterlagen mit seinen psychiatrischen Methoden *tatsächlich nicht* feststellen kann.

Entscheidend für die Aussagen des Sachverständigen ist stets die *genaue* Beantwortung der Beweisfragen und nicht mehr (zu dem Problem unzureichender Beweisfragen s. u. II.; 2.5.2.). Wenn er zu einer eindeutigen Aussage für „Ja" oder „Nein", für „erheblich" oder „mit an Sicherheit grenzender Wahrscheinlichkeit" usw. (s. Witter, Lenckner, aaO) *nicht* in der Lage ist, hat er dies dem Gericht mitzuteilen. Eine eigene Entscheidung steht ihm als Richtergehilfen nicht zu. Die *Bewertung* seiner Aussagen aufgrund rechtlicher Normen, auch solcher Aussagen, die keine erschöpfende Antwort auf die Beweisfrage geben können, ist gerade Sache des Gerichtes. Der Richter muß eine Entscheidung darüber fällen, welche der Ansichten der (beiden) Parteien zutreffend ist bzw. welche Rechtsnorm aufgrund der vorliegenden Beweismittel (zu denen auch das Sachverständigengutachten zählt — s. u. II., 2.4.) anzuwenden ist. Dazu bedarf es des Beweises der Richtigkeit der vorgebrachten Behauptung. Wenn dieser nicht möglich ist, kommt der *Beweislast* besondere Bedeutung zu. Diese ist gesetzlich geregelt. Um dem Richter die Möglichkeit einer *rechtlich richtigen* Entscheidung zu geben, muß also der Sachverständige gegebenenfalls dem Gericht mitteilen, daß seine Frage wissenschaftlich nicht oder nicht sicher zu klären ist und die Beweisfrage deshalb nicht mit entsprechender Wahrscheinlichkeit bejaht bzw. (je nach Formulierung der Beweisfragen) verneint werden kann. U. U. sind auch Eventualaussagen des Sachverständigen angezeigt, z. B. bei ungeklärter Diagnose bezüglich der verschiedenen Differentialdiagnosen und der sich jeweils daraus ergebenden Relevanz zur Beweisfrage (s. dazu auch o. 2.3.1., 3. Abs.). Es ist nunmehr Sache des Gerichts, unter Berücksichtigung der Beweislage die sich aus den mangelhaften wissenschaftlichen Erkenntnissen ergebenden Konsequenzen für die Bewertung der jeweiligen Behauptungen und Beweisunterlagen in seiner Entscheidung zu würdigen.

Zwischen einer wissenschaftlich nicht gerechtfertigten Antwort auf eine Beweisfrage, durch die es zu einer Überspielung der prozessualen Regelung der Beweislast kommen kann, und der Bevorzugung bzw. Benachteiligung einer Partei bestehen gewisse Zusammenhänge, wenn diese auch vordergründig nicht erkennbar sein mögen. Gerade an den Arzt, der von Berufs wegen aufgerufen ist, dem Leidenden mit allen ihm zur Verfügung stehenden Mitteln zu helfen, stellt die Tätigkeit des Sachverständigen bisweilen Anforderungen, die vielfach nicht bewältigt werden: Sein Gutachten schadet unter Umständen dem Probanden. Besonders problematisch ist dies dann, wenn der Proband zugleich Patient oder z. Z. der Untersuchung tatsächlich krank ist, die Krankheit aber zur Zeit des Ereignisses, um das es bei der Begutachtung geht, nicht in dem juristisch bedeutsamen Ausmaße nachweisbar war. Bisweilen wird dann bei der Begutachtung die für den Probanden günstigere Interpretation der Untersuchungsergebnisse vorgetragen.

Es wird etwa ein Patient, der mit einer Depression in die Klinik kam, bezüglich eines viele Monate zurückliegenden Rechtsgeschäftes als geschäftsunfähig bezeichnet, obgleich der Patient zu jener Zeit seinen beruflichen Pflichten voll nachkam und die mehrstündigen Verhandlungen bei Abschluß des Geschäftes weitgehend selbst führte. Zur Zeit eines späteren Klinikaufenthaltes, als bestimmte Prozeßhandlungen notwendig wurden, wird er dagegen als geschäftsfähig, aber nicht verhandlungsfähig bezeichnet, obgleich er nach einer vorhergegangenen Entlassung infolge einer schweren Depression erneut in die Klinik aufgenommen werden mußte.

Entsprechendes gilt für alle Arten von Begutachtungen, wenn bei dem betreffenden Arzt der Wunsch, dem Patienten zu helfen, im Vordergrund steht.

Allerdings erlebt man bisweilen auch — vor allem in Entschädigungs- und in Sozialgerichtsverfahren — die Tendenz, in dem (berechtigten) Anspruch auf Anerkennung einer Schädigung usw. zunächst einmal ein unberechtigtes und daher zu verurteilendes und abzulehnendes Rentenbegehren zu sehen.

Psychiater, die sich im Rahmen der Begutachtung von sozial- oder kriminalpolitischen Gesichtspunkten leiten lassen oder in dem zu Begutachtenden vor allem den Patienten und in sich selbst den Arzt und nicht die Prozeßperson (Sachverständigen) sehen, sind als Sachverständige kaum geeignet. Damit ist keineswegs gesagt, daß der Sachverständige dem Probanden nicht auch uneingeschränkt ärztlich-helfend begegnen kann. Dies hat jedoch außerhalb und möglichst nach der Begutachtungssituation zu erfolgen (hierzu s. ausführlich u. II., 3.3.1.3.). Es darf sich zumindest nicht im Gutachten selbst auswirken.

II. Das Verfahren

1. Vorbemerkung

Bei der nachfolgend besprochenen Stellung des Sachverständigen im Verfahren ist der Begriff „Verfahren" im weitesten Sinne zu verstehen. Er umfaßt sowohl das Strafverfahren mit allen seinen Stationen (Ermittlungs-, Vor-, Zwischen-, Hauptverfahren, Strafvollstreckung und -vollzug) und seinen Zweigen (Sicherungsverfahren und -verwahrung, Jugend-, Nebenstrafverfahren usw.) als auch das Zivilgerichts-, Verwaltungsgerichts- und das Sozialgerichtsverfahren. Am häufigsten und von der Fragestellung her am differenziertesten wird der psychiatrische Sachverständige wohl im Strafprozeß herangezogen. Dort wird sein Fachwissen im Zusammenhang mit der Beurteilung der Zurechnungsfähigkeit, Verantwortungsreife, Gefährlichkeit und Glaubwürdigkeit besonders benötigt, darüber hinaus bei der Prognosestellung und Erteilung von Auflagen. Im Zivilgerichtsverfahren hat er es dagegen einerseits mit Problemen zu tun, die denen der Sozialgerichtsbarkeit ähneln (Entschädigung), andererseits mit solchen, die bis zu einem gewissen Grad mit Fragestellungen im Strafprozeß (Verantwortlichkeit, Geschäftsfähigkeit, Entmündigung) vergleichbar sind.

Im folgenden wird vorrangig die Stellung des Sachverständigen in der Strafrechtspflege und hier wiederum in Ermittlungs- und Hauptverfahren behandelt. Daneben sollen Besonderheiten im Zivilprozeß und damit weitgehend auch im Verwaltungs-, Sozial- und Arbeitsgerichtsprozeß angesprochen werden.

Für die verfahrensrechtliche Stellung des psychiatrischen Sachverständigen im Strafvollzug ergeben sich keine grundsätzlich andersgearteten Probleme; jedoch gilt nicht alles bezüglich der Begutachtung Gesagte auch dort (etwa der Abschnitt „Mündlicher Vortrag in der Hauptverhandlung"). Dies ergibt sich aus der Sache selbst.

Sofern vom „Sachverständigen" allgemein gesprochen wird, ist damit speziell der psychiatrische Sachverständige gemeint (obwohl diese Ausführungen häufig auch für Sachverständige anderer Fachgebiete zutreffen).

Der durch den Sachverständigen zu Begutachtende wird, unabhängig von seiner Stellung im Prozeß (z. B. Beschuldigter, Angeklagter, Zeuge, Kläger, Beklagter) ebenso wie im vorherigen Abschnitt I. in der Regel als „Proband" bezeichnet.

Es liegt in der Natur der Sache, daß bei der Darstellung des Verfahrens betont juristische neben ausgesprochen psychiatrisch relevanten Gebieten abgehandelt werden. Dies bringt es mit sich, daß ein Teil der folgenden (wie auch der vorherigen — s. o. I., 2) Darstellungen für den Juristen geläufig, andere Teile für den Psychiater selbstverständlich sind, wobei einmal dem Juristen, ein andermal dem Psychiater die Ausführungen zu knapp oder auch zu breit erscheinen mögen. Doch dies läßt sich kaum vermeiden.

2. Sachverständiger und Gericht

2.1. Zuziehung eines Sachverständigen

Die Frage, ob im Prozeß ein (psychiatrischer) Sachverständiger zugezogen werden soll, liegt grundsätzlich im *pflichtgemäßen Ermessen* des Gerichts (BGHSt 3, 27, 28; 12, 20; Peters, 1966). Der Richter selbst hat also darüber zu entscheiden, ob er die notwendige Sachkunde besitzt oder ob er sich diese durch einen Sachverständigen vermitteln lassen muß („Kompetenz-kompetenz" des Richters; s. dazu Blau, 1962).

Nach ständiger Rechtsprechung (seit RGSt 61, 273 — s. dazu auch Blau, 1962; Wüst, 1968) genügt es allerdings nicht, daß sich der Richter die erforderliche Sachkunde zutraut; er muß vielmehr diese Sachkunde nach der Lebenserfahrung auch haben können.

Nicht einheitlich ist die Ansicht über die Sachkunde der Richter bei *Kollegial-Gerichten.*

Gegen die herrschende Meinung, nach der es ausreicht, wenn bei einem Kollegial-Gericht einer der Richter die notwendige Sachkunde besitzt (so Blau, 1962; Jessnitzer, 1963; Kleinknecht, 1970, Anm. 17 A zu § 244 StPO; Eb. Schmidt, 1959; Wüst 1968, BGHSt 12, 18), wendet sich neben Alsberg-Nüse (1967) vor allem Peters (1966, 1967). Er verweist besonders auf die mögliche Beschränkung der Verteidigung: Da der Richter seine Sachkunde nicht in der Hauptverhandlung darzulegen braucht (vgl. BGHSt 12, 18), darüber vielmehr erst in der (geheimen) Beratung gesprochen wird, kann der Angeklagte (bzw. sein Verteidiger) nicht dazu Stellung nehmen. Er hat damit kaum Anhaltspunkte, die es ihm ermöglichen, die Sachkunde des Richters zu überprüfen und bei Zweifeln auf der Zuziehung eines Sachverständigen zu bestehen.

Hinzu kommt, daß der sachkundige Richter in diesem Falle eine überragende, dem Wesen des Kollegial-Gerichts geradezu widersprechende Stellung einnehmen würde.

Erforderlich ist daher die Sachkunde bei allen Mitgliedern eines Kollegial-Gerichts. Verfügt auch nur ein Richter nicht darüber, so ist ein Gutachter zuzuziehen.

Der grundsätzlichen Ermessensfreiheit des Richters sind jedoch Schranken gesetzt.

Durch Gesetz *zwingend vorgeschrieben* ist die Zuziehung in folgenden Fällen:

— wenn zur Vorbereitung eines Gutachtens über den Geisteszustand des Beschuldigten die Unterbringung und Beobachtung in einem psychiatrischen Krankenhaus erwogen wird (§ 81 StPO, ähnlich §§ 654 ff. ZPO);

— wenn mit der Anordnung der Unterbringung des Angeklagten in einem psychiatrischen Krankenhaus, einer Entziehungsanstalt oder in der Sicherungsverwahrung zu rechnen ist (§ 246 a StPO);

— wenn im Sicherungsverfahren das Erscheinen des Beschuldigten vor Gericht unmöglich ist und seine Vernehmung durch einen beauftragen Richter erfolgt (§ 429 c StPO);

— wenn eine Person in einer geschlossenen Krankenanstalt oder -abteilung untergebracht werden soll (s. § 5 Abs. 4 des Ges. über das gerichtliche Verfahren bei Freiheitsentzug; vgl. dazu Baumann, Hdbforens. Psychiatrie, 1972).

Das gleiche gilt auch, wenn ein Beweisantrag auf Zuziehung eines Sachverständigen von einem Prozeßbeteiligten gestellt wurde, aber Ablehnungsgründe nach § 244 Abs. 3 und 4 StPO fehlen, oder wenn ein psychiatrischer Sachverständiger dem Gericht als „präsentes Beweismittel" gem. § 245 StPO angezeigt wird (s. u. 2.5.1., 2.6.3.).

Der *Zivilprozeß* kennt die zwingende Zuziehung eines psychiatrischen Sachverständigen z. B. im Entmündigungsverfahren (§§ 654 ff. ZPO).

Neben den bindenden Vorschriften engen verschiedene *Sollvorschriften* das Ermessen des Richters ein und legen ihm die Zuziehung eines Sachverständigen nahe (z. B. § 80 a StPO, § 623 ZPO).

Schließlich hat die *Rechtsprechung* in Einzelfälllen aufgezeigt, wann die Zuziehung eines Sachverständigen notwendig ist, damit die richterliche Aufklärungspflicht i. S. d. § 244 Abs. 2 StPO nicht verletzt wird. Diese Fälle liefern zahlreiche Anhaltspunkte dafür, wann sich der Richter nicht mehr *allein* auf seine Sachkunde verlassen darf. Wegen der grundsätzlichen Verschiedenheit der Einzelfälle kann die Frage der Erforderlichkeit eines Sachverständigen jedoch stets nur am konkreten Fall geklärt werden (Blau, 1962; BGH NJW 1961, 1636).

Die Entscheidungen zeigen, daß die Rechtsprechung dazu neigt, in Zweifelsfällen und beim Vorliegen besonderer Umstände die Zuziehung eines psychiatrischen Sachverständigen zu fordern.

Dies trifft im Strafverfahren besonders bei der Beurteilung der Zurechnungsfähigkeit des Beschuldigten und der Glaubwürdigkeit von Zeugen zu. Ähnlich ist es aber auch bei der Prüfung der Voraussetzungen für manche Maßnahmen und bei Problemen, die bei der Beurteilung der Persönlichkeitsreife auftreten.

Im einzelnen hat der BGH im Zusammenhang mit der Prüfung der Zurechnungsfähigkeit z. B. die Zuziehung eines Sachverständigen bei Hirnverletzungen BGH NJW 1962, 633) und bei Altersabbau des Angeklagten (BGH NJW 1964, 2213) für notwendig gehalten.

Im Rahmen der Glaubwürdigkeitsbegutachtung ist die Zuziehung eines Sachverständigen nach der Rechtsprechung des BGH etwa notwendig, wenn Mädchen um die Zeit der Geschlechtsreife geschlechtsbezogene Vorgänge bekunden, über die sie vorher untereinander gesprochen haben und von denen sie wissen, daß Erwachsene ihnen Bedeutung in geschlechtlicher Hinsicht beilegen (BGHSt 2, 163; vgl. auch BGHSt 3, 27). Notwendigerweise ist ein Sachverständiger zu hören, wenn kindliche oder jugendliche Zeugen bei Sittlichkeitsdelikten besondere, aus dem normalen Erscheinungsbild des Jugendalters hervorstechende Eigentümlichkeiten aufweisen (BGHSt 3, 52) oder wenn besondere Umstände bei Zeuginnen, die im Klimakterium stehen, Vorsicht bei der Bewertung der Aussagetüchtigkeit und Glaubwürdigkeit hinsichtlich Aussagen über geschlechtliche Erlebnisse geraten sein lassen (BGHSt 8, 130).

Bisweilen wird das Gericht wegen der Schwere der Tat (z. B. vorsätzliche Tötung) oder wegen besonderer Tatumstände (z. B. primitiv ausgeführter Diebstahl einer geringwertigen Sache unmittelbar nach Gewährung eines Strafaufschubs) einen Sachverständigen auch dann zu Rate ziehen, wenn es ansonsten keine besonderen Auffälligkeiten bei dem Beschuldigten feststellt.

Grundsätzlich stehen dem Sachverständigen durch seine spezifische Ausbildung und Erfahrung andere Erkenntnismittel als dem Richter zur Verfügung. Soweit diese zur Wahrheitsfindung im Prozeß erforderlich sind, kann auf die Zuziehung eines Sachverständigen nicht verzichtet werden (§ 244 Abs. 2 StPO).

In der Strafrechtspraxis kommen dem (erfahrenen) Tatrichter seine im Laufe der Zeit gewonnenen speziellen Erfahrungen zugute, die ihn in der Regel erkennen lassen, wann eine psycho(patho)logische Besonderheit vorliegt. Dies zeigte sich eindrucksvoll bei der eigenen Tübinger Jungtäteruntersuchung (ausführlich dazu Göppinger, 1973). Unter den mit Hilfe einer Zufallstafel für die Untersuchung ausgewählten 200 Häftlingen einer Haftanstalt befand sich keiner, bei dem aus psychiatrischer Sicht relevante Auffälligkeiten i. S. des § 51 StGB a. F. vorgelegen hatten, ohne daß er zuvor einmal begutachtet worden wäre. Ausnahmen stellen hier allenfalls Delikte unter Alkoholwirkung dar.

Auf die Frage, ob mit der vermehrten Heranziehung von Sachverständigen die spezifisch richterliche Aufgabe beeinträchtigt werden könnte und ob der Richter sich vor allem bei der Beurteilung von Zeugenaussagen und der Prognose auf seine Lebenserfahrung und Menschenkenntnis allein verlassen darf (s. dazu Blau, 1962; Heinitz, 1960; Hülle, 1955; Peters, 1967), sei hier nicht eingegangen. Diese Problemstellung wird oft infolge von Sensationsprozessen einseitig und überspitzt behandelt und hochgespielt. Sieht man sie im Rahmen der gesamten Strafrechtspraxis, so verliert sie erheblich an Bedeutung.

2.2. Auswahl und Anzahl der Sachverständigen

2.2.1. Auswahl

Die Auswahl des Sachverständigen obliegt grundsätzlich dem Richter (§§ 73 StPO, 404 ZPO). Hierbei muß der Richter — ebenso wie bei der Frage nach dem Erfordernis eines Sachverständigengutachtens — über eine gewisse, wenn auch nur geringe, Sachkunde verfügen. Meist steht eine größere Anzahl von Personen zur Verfügung, die als Sachverständige geeignet sind und von denen er dann eine auswählen muß.

Diese sog. „Auswahlsachkunde" sollte den Richter befähigen, sich ein Urteil darüber zu bilden, ob der Sachverständige ein zuverlässiger und erprobter Vertreter seines Faches ist und ob die von ihm vertretenen Grundentscheidungen sowie die angewandten Methoden in Fachkreisen allgemein anerkannt sind (Peters, 1966).

Hierbei handelt es sich jedoch um eine Forderung, die nur in seltenen Fällen erfüllt werden kann. Denn häufig wird der Richter nicht über genügende Kenntnisse verfügen, um diese Vorfrage zu entscheiden. Nur ausnahmsweise dürfte er sich — entsprechend der Forderung von Peters (1966) — über das Spezialgebiet unterrichten, sobald er mit der Sache befaßt ist. Allerdings kann eine gewisse Erfahrung die Entscheidung erleichtern.

§ 73 Abs. 2 StPO (ebenso § 404 Abs. 2 ZPO) engt das Ermessen des Richters bei der Auswahl ein. Falls für gewisse Arten von Gutachten öffentlich bestellte Sachverständige verfügbar sind, sollen andere Personen nur dann herangezogen werden, wenn „besondere Umstände", über die § 73 nichts Näheres aussagt, dies erfordern.

Problematisch und „ein besonderer Grund" i. S. des § 73 Abs. 2 StPO kann jedoch die *fachliche* Ausweisung als Psychiater sein, wenn es um psychiatrische Fragen geht. Denn öffentlich bestellte Sachverständige wie Amtsärzte oder auch Gerichtsärzte haben in der Regel keine entsprechende psychiatrische Ausbildung (s. u. 2.6.1.3.).

Das Gesetz kennt keine konkrete Bestimmung über die fachliche Voraussetzung, die ein Sachverständiger haben muß. Die einzigen Hinweise in dieser Richtung gibt § 75 StPO, der jedoch nur bestimmt, unter welchen Voraussetzungen eine Verpflichtung zur Erstattung eines Gutachtens besteht (s. u. 2.6.1.1.). Dies ist — vom *Fachlichen* her gesehen — dann der Fall, „wenn er die Wissenschaft, die Kunst oder das Gewerbe, deren Kenntnis Voraussetzung der Begutachtung ist, öffentlich zum Erwerb ausübt, oder wenn er zu ihrer Ausübung öffentlich bestellt oder ermächtigt ist". Für das Gebiet der Psychiatrie bedeutet dies *Anerkennung als Facharzt für Psychiatrie*. Die Bestimmung des § 75 StPO kann bei einer Wissenschaft, die einen Befähigungsnachweis durch eine Körperschaft des öffentlichen Rechts (Ärztekammer) verlangt, nicht anders verstanden werden. Damit ist grundsätzlich eine Richtlinie dafür gegeben, bei welchem Personenkreis das Gericht eine relevante psychiatrische Sachkunde voraussetzen kann. Es wäre schlechthin unverständlich, wenn in einem Wissenschaftsgebiet, in dem es eine öffentlich rechtliche Überprüfung der Voraussetzung und eine öffentliche Ermächtigung zur Führung des Fachtitels gibt, vor Gericht jemand als *Sachverständiger* tätig werden könnte — mit allen Konsequenzen, die ein Sachverständigengutachten mit sich bringt — der nicht einmal das Recht hat, diesen Fachtitel zu führen.

Es gibt keine „kleine" Psychiatrie im Gegensatz etwa zu einer „großen" Psychiatrie (Kahnt, 1971), sondern oftmals machen gerade die noch kaum als solche erkennbaren psychischen Erkrankungen die größten Schwierigkeiten bei der Abgrenzung, zu der eine langjährige Erfahrung notwendig ist. Daher kann man die anfallenden Beweisfragen auch nicht in solche unterteilen, die ein Mehr oder Weniger an psychiatrischer Sachkunde und Erfahrung benötigen, ganz abgesehen davon, daß der Richter, der dies aufgrund eigener Sachkunde könnte, kaum eines Sachverständigen bedürfte. Auch die Amtsstellung — z. B. bei einem im öffentlichen Dienst stehenden Arzt — kann diese spezifisch psychiatrische Sachkunde nicht ersetzen.

Freilich ist das Gericht bei der Bestellung von Sachverständigen nicht an die Facharzt-Anerkennung gebunden, sondern es kann jeden, dem es die notwendige Sachkunde zutraut, beiziehen. In Wissenschaftsgebieten, die eine ausdrückliche Fachanerkennung haben, wird es sich aber evtl. dem Vorwurf mangelhafter Sachaufklärung aussetzen und seine Entscheidung zumindest besonders begründen müssen, wenn es bei einem Sachverständigen auf diese fachliche Voraussetzung verzichtet.

Andererseits sollte der mit der Erstattung eines Gutachtens Beauftragte sich gegebenenfalls nicht scheuen, das Gericht auf seine mangelnde Sachkunde hinzuweisen (s. u. Sachverständigeneid 2.6.5.). Dieses wird ihn in einem solchen Falle von der Gutachterpflicht gemäß § 76 Abs. 1, 2 StPO entbinden.

Neben der psychiatrischen Qualifikation muß der psychiatrische Sachverständige über Erfahrung mit den besonderen Problemen verfügen, die speziell im Rahmen von Gerichtsverfahren relevant werden (s. o. vor allem I., 2.3. sowie die Ausführungen in diesem Beitrag). Hierzu gehören auch gewisse Grundkenntnisse der verschiedenen Gerichtsverfahren und ihrer Prinzipien. So muß er etwa über seine Befugnisse bei der Begutachtung eines Probanden oder über die Zulässigkeit von Untersuchungsmethoden Bescheid wissen, schon um sich nicht eines Verstoßes gegen die Prozeßordnung (z. B. gegen § 136 a StPO) schuldig zu machen mit der Folge, daß sein Gutachten im Verfahren nicht verwertet werden darf.

Sind derartige verfahrensrechtliche Kenntnisse zumindest wünschenswert, so ist es unbedingt erforderlich, daß der Sachverständige das geltende (Straf-) Recht überhaupt akzeptiert. Sachverständige, die z. B. die Verantwortlichkeit eines Straftäters im allgemeinen oder die Legitimation des Gerichts oder des Strafrechts als solches ablehnen, können nicht als Gehilfen des Gerichts tätig sein (s. dazu Blau, 1962; Leferenz, 1962; Eb. Schmidt, 1957/1967).

Ein weiteres Problem bei der Auswahl des Sachverständigen kann in der *Art* der notwendigen Sachkunde — z. B. aus dem Gebiet der Psychiatrie oder der Psychologie — liegen: Grundsätzlich ist diese Frage danach zu entscheiden, ob es sich um psychische Abnormitäten oder um normalpsychologische Fragen handelt, die der Richter zu klären wünscht. Bei psychischen Abnormitäten ist der Psychiater zuständig, geht es um normal-psychologische Probleme, so liegt die Kompetenz in erster Linie beim Psychologen. Eine Grenzziehung zwischen den Kompetenzbereichen des Psychiaters und des Psychologen etwa mittels des Kriteriums der Geisteskrankheit ist nicht möglich. Gerade beginnende psychische Erkrankungen werden vom psychiatrischen Laien häufig mit „normal"-psychologischen Reaktionen oder „Neurosen" und dergleichen verwechselt. In solchen Fällen kann es zu folgenschweren Irrtümern kommen, wenn das Gericht den Sachverständigen nicht aus dem Wissenschaftsgebiet wählt, welches für seelische Abnormitäten zuständig ist, nämlich aus der Psychiatrie. Der fälschlicherweise zugezogene Fachmann aus einem anderen Gebiet, der diesen Fehler erkennt, sollte das Gericht darauf hinweisen, daß der Vertreter einer anderen Disziplin für die Klärung dieser Fragen zuständig ist.

Eine ins einzelne gehende Stellungnahme zur Frage der fachlichen Zuständigkeit bei den entsprechenden Beweisfragen in Gerichtsverfahren ist schon wegen deren Vielfalt und der besonderen Umstände des Einzelfalles nicht möglich. Im allgemeinen wird zur Beantwortung der in Strafprozessen relevanten Beweisfragen eine psychiatrische Ausbildung erforderlich sein.

Umstritten ist die fachliche Kompetenz vor allem bei Glaubwürdigkeitsgutachten. Die Rechtsprechung gibt dabei weder der Psychiatrie noch der Psychologie einen grundsätzlichen Vorrang (BGH NJW 1959, 2315 mit Anm. Bresser), sondern überläßt die Auswahl dem (pflichtgemäßen) Ermessen des Richters (s. dazu ausführlich Peters, 1967; Blau, 1962; Bresser, NJW 1959, 2315 ff.; Wüst, 1968 sowie vor allem Leferenz, Hdbforens. Psychiatrie, 1972). Sie hat lediglich den Grundsatz aufgestellt, daß zusätzlich ein Psychologe zu hören ist, wenn ein Psychiater bereits gehört worden ist, das Gericht aber nicht dessen Ansicht, sondern der abweichenden Ansicht eines Psychologen folgen will, die von dem Psychiater dargelegt wurde (BGH NJW 1959, 2315).

Der Richter braucht keinen bestimmten, ihm von einem der Prozeßbeteiligten vorgeschlagenen Sachverständigen auszuwählen. Er kann vielmehr einen entsprechenden Beweisantrag ablehnen (§ 244 Abs. 4 StPO) und einen anderen Sachverständigen hinzuziehen (Eb. Schmidt, 1957, 1967; Wüst, 1968). Dies folgt aus dem Prinzip der Ersetzbarkeit des Sachverständigen (anders jedoch bei dem Sachverständigen als präsentem Beweismittel — § 222 StPO, s. u. 2.6.3.). — So kann etwa der Richter einen in der Nähe wohnenden Gutachter einem anderen vorziehen, der eine sehr weite Reise auf sich nehmen muß, um am Gerichtsort zu erscheinen.

Im Zivilprozeß hat das Gericht einem Vorschlag der Parteien zu folgen, wenn diese sich über eine bestimmte Person als Sachverständigen geeinigt haben. Es kann allerdings die Wahl der Parteien auf eine bestimmte Anzahl von Sachverständigen gem. § 404 Abs. 4 ZPO begrenzen. Diese Bestimmung gilt auch im Verfahren der freiwilligen Gerichtsbarkeit (§ 15 Abs. 1 FGG), nicht jedoch im Verwaltungsgerichtsprozeß wegen der dort herrschenden Untersuchungsmaxime (h. M., a. A. Jessnitzer, 1963). Im Verfahren der Sozialgerichtsbarkeit kann der Betroffene entsprechend § 109 Abs. 1 SGG die Anhörung eines bestimmten Arztes verlangen, wenn er den Kostenvorschuß für dessen Zuziehung leistet.

2.2.2. Anzahl

Die richterliche Zuständigkeit zur Bestimmung der Zahl der Sachverständigen umfaßt die Befugnis, gleichzeitig zwei oder mehrere Sachverständige mit der Erstattung eines Gutachtens zu beauftragen oder aber einen oder mehrere weitere Gutachter zu befragen, nachdem bereits ein Sachverständiger sein Gutachten erstattet hat. Zieht der Richter von vornherein mehrere Sachverständige zu, so können sie durchweg aus der gleichen Wissenschaftsdisziplin kommen oder auch verschiedenen Gebieten angehören, ohne jedoch gemeinsam an den durch die Beweisfrage aufgeworfenen Problemen zu arbeiten. Schließlich kann es sich dabei um ein „Sachverständigen-Team" handeln, das aus Vertretern mehrerer Disziplinen (z. B. Psychiater, Psychologen, Chemiker) besteht (s. u. 2.6.1.3.).

Über die Zuziehung eines weiteren Sachverständigen entscheidet ebenso wie bei der Beauftragung eines Sachverständigen überhaupt der Richter nach pflichtgemäßem Ermessen (vgl. Peters, 1966; BGHSt 10, 116/17; BGH NJW 1959, 2315/2316).

Die Verpflichtung hierzu ergibt sich dann, wenn der erste Gutachter dem Richter nicht die erforderliche Sachkunde zur Entscheidung der Beweisfrage verschafft hat und wenn die Aussicht besteht, durch die Einholung eines zusätzlichen Gutachtens den Sachverhalt weiter aufzuklären (s. Walter u. Küper, NJW 1968, 182). § 244 Abs. 4 Satz 2 StPO zählt auf, wann ein Beweisantrag auf Vernehmung eines weiteren Sachverständigen nicht abgelehnt werden darf. Dies ist der Fall, „wenn die Sachkunde des früheren Gutachters zweifelhaft ist, wenn sein Gutachten von unzutreffenden tatsächlichen Voraussetzungen ausgeht, wenn das Gutachten Widersprüche enthält oder wenn der neue Sachverständige über Forschungsmittel verfügt, die denen eines früheren Gutachters überlegen erscheinen".

Überlegene Forschungsmittel — der 4. Unterfall dieser Bestimmung — sind nach der Rechtsprechung des BGH Hilfsmittel und Verfahren für die wissenschaftliche

Untersuchung, nicht aber persönliche Erfahrungen und Kenntnisse des Sachverständigen oder sein Ansehen in der wissenschaftlichen Fachwelt (BGH, MDR 1956, 398; s. auch Seibert, 1962). Generelle Regeln lassen sich hier jedoch kaum aufstellen.

Die Rechtsprechung hat sich vor allem mit der Frage befaßt, was *keine* überlegenen Forschungsmittel sind: so sei die stationäre Untersuchung einer ambulanten nicht prinzipiell überlegen (BGHSt 8, 76); Universitätskliniken verfügten nicht generell über Forschungsmittel, die denen anderer Institute überlegen sind (BGH, GA 1962, 371); ein Universitätsprofessor besitze nicht grundsätzlich überlegene Forschungsmittel, jedenfalls dann nicht, wenn ihm eine stationäre Untersuchung nicht möglich sei (vgl. Blau, 1962).

Diese Aussagen verkennen z. T. die Voraussetzungen für eine psychiatrische Begutachtung. Mit Recht macht Rasch (1967) geltend, daß nicht der Sachverständige qualifizierter ist, der mit einem Arsenal von Apparaten und Laboratoriumseinrichtungen den anderen übertrumpfen kann, sondern dem ein sachangemessenes besseres Wissen und die größere Erfahrung zur Verfügung steht. Bei der Psychiatrie handelt es sich nun einmal um eine *Erfahrungswissenschaft.* Psychiatrische Erfahrung ist jedoch durch Apparate oder ein sonstiges Instrumentarium ebenso wenig zu ersetzen wie die sachgerechte psychiatrische Exploration (s. o. I., 2.2.2.1.). Man fragt sich, wie die vom BGH gewünschte wissenschaftliche Begutachtung eines Probanden ohne persönliche Erfahrung und Kenntnisse des Sachverständigen erfolgen soll. Zusatzbefunde, die mit Hilfe technischer Apparaturen bzw. von Laboratoriumseinrichtungen oder auch psychologischer Tests erhoben werden, können allenfalls ergänzen. Entscheiden darüber, ob und in welcher Weise solche Befunde relevant sind, vermag jedoch wiederum nur der erfahrene Psychiater (s. auch oben I., 2.3.1.).

Anders liegen die Verhältnisse etwa in einer technischen Disziplin, wo schon das technische Instrumentarium und dessen Beherrschung überlegene Möglichkeiten schaffen mag, so daß technische Perfektion wichtiger ist als lange Erfahrung. Der Mensch, soweit er „Gegenstand" psychiatrisch relevanter Beweisfragen in Gerichtsverfahren wird, ist jedoch mit solchen technischen Mitteln ebensowenig zu erfassen, wie durch einen Absolventen eines einschlägigen Universitätsstudiums ohne zusätzliche langjährige spezielle Facherfahrung (H. Göppinger, 1968), die es erst ermöglicht, die „technischen" Zusatzbefunde richtig zu gewichten.

Anders als in der Strafrechtsprechung wird im Zivilprozeß unter Umständen schon eine Verletzung der Aufklärungspflicht angenommen (§ 139 ZPO), wenn der Richter einen Antrag auf Vernehmung eines Sachverständigen ablehnt, der zwar nicht über „überlegene Forschungsmittel" in dem von der Rechtsprechung im Strafrecht dem § 244 Abs. 4 StPO beigelegten Sinne verfügt, wohl aber größere Kenntnisse und Erfahrungen als der erste Gutachter besitzt (Walter u. Küper, 1968).

Als ein Sonderfall des „weiteren Sachverständigen" wird der „*Obergutachter*" angesehen, obgleich weder die StPO noch die ZPO diesen Begriff kennen. Walter u. Küper sehen darin einen auf seinem Fachgebiet überlegenen Sachverständigen, der kraft seiner speziellen Qualifikation dem Richter eine besonders gründliche Sachkunde verschafft und letzte Zweifel zu klären hilft. Er wird herangezogen, wenn bereits mindestens zwei sich widersprechende Gutachten vorliegen (Seibert, 1962; Walter u. Küper, 1968; Göppinger, 1956 b).

Irgendwelche rechtlichen Konsequenzen hat die Stellung des „Obergutachters" nicht (vgl. auch Kierski, 1969), weshalb die Begriffe „weiterer Sachverständiger" und „Obergutachter" häufig synonym gebraucht werden. Insbesondere liegt die Verantwortung für das Urteil in jedem Fall beim Richter, wobei es unerheblich ist, ob ein „Obergutachten" oder ein „einfaches" Gutachten vorgelegen hat.

Nach der Auswahl des Sachverständigen empfiehlt es sich schon im Interesse eines zügigen Fortganges des Verfahrens, ihn anzuhören und darüber zu befragen, ob er zur Erstattung des Gutachtens in einer angemessenen Frist in der Lage ist oder ob er dies (etwa wegen Überlastung) nicht ermöglichen kann. Dadurch wird u. U. viel Zeit erspart, und eine unnötige Versendung der Akten an den dann doch ablehnenden Sachverständigen vermieden (Sarstedt, 1968).

2.3. Ausschließung und Ablehnung des Sachverständigen

Kraft Gesetzes ist ein Gutachter nur im Falle einer Leichenöffnung ausgeschlossen, wenn er als Arzt eine Person wegen der Krankheit behandelt hat, an der diese unmittelbar vor ihrem Tode litt (§ 87 Abs. 1 Satz 2 StPO).

Sonst gibt es beim Sachverständigen keine Ausschließungsgründe wie beim Richter gem. §§ 22 StPO, 41 ZPO, jedoch können Gründe, die den Richter kraft Gesetzes von der Richtertätigkeit ausschließen, beim Sachverständigen eine Ablehnung begründen (§§ 74 Abs. 1; 22; 24 StPO; 406 Abs. 1; 41; 42 ZPO).

Dazu zählt, wenn er im Strafprozeß selbst durch die strafbare Handlung verletzt oder im Zivilprozeß als Partei oder sonst Berechtigter oder Verpflichteter beteiligt ist, wenn er Ehegatte oder Vormund der beteiligten Partei ist oder mit dieser in gerader Linie verwandt oder verschwägert ist.

Die Tatsache, daß der Sachverständige bereits als Zeuge vernommen worden ist — was beim Richter zur Ausschließung kraft Gesetzes führen würde (§ 22 Ziff. 5 StPO) — schadet beim Sachverständigen nicht (§ 74 Abs. 1 Satz 2 StPO). Ebensowenig berechtigt der Umstand, daß der Sachverständige bereits im Vorverfahren als Beauftragter der Polizei oder des Staatsanwaltes tätig gewesen ist, zu seiner Ablehnung im Hauptverfahren (Jessnitzer, 1963; Kleinknecht, 1970, Anm. 2 B zu § 74 StPO; Kohlhaas, 1962).

Sonstige Gründe für die Ablehnung sind solche Tatsachen, die aus der Sicht des Ablehnenden die Besorgnis der Befangenheit vernünftigerweise erwecken könnten, auch wenn diese Gründe objektiv nicht gegeben sind (BGHSt 4, 264; 8, 226/233; Blau, 1962). Als Beispiele können hier die Abhängigkeit von der durch die Straftat geschädigten Firma (RGSt 58, 262) oder die berufliche Tätigkeit im Interesse des Beschuldigten (BGHSt 20, 245) angeführt werden.

Ablehnungsberechtigt sind Staatsanwalt, Beschuldigter (nebst seinem Verteidiger) sowie Neben- und Privatkläger (§ 74 Abs. 2 StPO), im Zivilprozeß die Parteien und Streitgehilfen. Ein Selbstablehnungsrecht (wie beim Richter § 30 StPO) kennt das Gesetz für den Sachverständigen nicht. Doch wird das Gericht, sofern der Sachverständige Gründe vorträgt, die zur Ablehnung berechtigen würden, weitgehend von der Möglichkeit Gebrauch machen, ihn gemäß § 76 Abs. 1 Satz 2 StPO von der Gutachtenerstattung zu entbinden.

Die Ablehnung ist im Strafprozeß an keine Frist gebunden; sie kann auch nach Erstattung des Gutachtens erfolgen (vgl. jedoch Jessnitzer, 1963; OLG Stuttgart, NJW 1957, 1646).

Im Zivilprozeß muß die Ablehnung vor der Vernehmung des Sachverständigen, bei schriftlicher Begutachtung vor Einreichung des Gutachtens, erklärt werden.

Sofern sich im Strafprozeß der Ablehnungsberechtigte zur Glaubhaftmachung des Ablehnungsgrundes auf den Sachverständigen beruft, hat dieser ein (uneidliches) Zeugnis abzugeben (§ 74 Abs. 3 StPO — s. dazu Jessnitzer, 1963; Löwe-Rosenberg, 1963, 1965, Anm. 9 zu § 74 StPO).

Vor der Entscheidung über die Ablehnung braucht das Gericht den Sachverständigen nicht zu hören. Auch ein Beschwerderecht gegen die Entscheidung des Gerichts steht dem abgelehnten Sachverständigen nicht zu. Ein erfolgreich abgelehnter Sachverständiger ist von der Gutachtertätigkeit in dem betreffenden Verfahren ausgeschlossen. Allerdings kann er noch als sachverständiger Zeuge zugezogen werden (Kleinknecht, 1970, Anm. 3 zu § 74 StPO; s. u. 2.4.2.).

2.4. Rechtliche Stellung des Sachverständigen im Verfahren; sein Verhältnis zu den übrigen Verfahrensbeteiligten

2.4.1. Abgrenzung zum Richter

Ein grundsätzlicher Unterschied zwischen Richter und psychiatrischem Sachverständigen besteht darin, daß der Sachverständige innerhalb eines Verfahrens zu einer konkreten Einzelfrage Stellung nimmt, während dem Richter die Entscheidung über den Ausgang des Prozesses obliegt, für die er die alleinige Verantwortung trägt (Jessnitzer, 1963; Peters, 1967; BGHSt 8, 113/119).

Der Sachverständige soll dem Richter durch seine Sachkunde die richtige Auswertung und Beurteilung der festgestellten Tatsachen ermöglichen (Peters, 1966). Er hat ihm also seine Sachkunde zu vermitteln, ohne aber zugleich (de jure) unmittelbar das Verfahren zu entscheiden.

So sollte etwa das psychiatrische Gutachten über die Zurechnungsfähigkeit (§ 51 StGB; §§ 20, 21 StGB n. F.) nur die empirisch erfaßbaren Tatsachen und das Erfahrungswissen hierzu als Grundlagen für die Anwendung dieser Bestimmungen enthalten. Äußert sich der Sachverständige darüber hinaus z. B. zu der Zurechnungsfähigkeit unmittelbar, so ist dies zwar unschädlich (BGHSt 7, 238/240), doch handelt es sich dabei um eine Kompetenzüberschreitung, die den Richter prinzipiell nicht von einer selbständigen und eigenverantwortlichen Prüfung der Schuldfrage entbindet. Der Richter darf sich also nicht ohne nähere Ausführungen einfach dem Gutachten anschließen. Die Rechtsprechung verlangt, daß sich das Gericht mit dem Gutachten kritisch auseinandersetzt und wissenschaftliche Fachfragen auf ihre Überzeugungskraft prüft (BGHSt 7, 238/239). Es muß sich ein eigenes Urteil über das Gutachten und die dafür relevante Beweisfrage bilden (BGHSt 8, 113/118; Sarstedt, 1968). Selbst in den gar nicht so seltenen Fällen, in denen der Sachverständige ausdrücklich nach einer Beurteilung der Zurechnungsfähigkeit gefragt wird, liegt bei der Beantwortung dieser Frage durch den Sachverständigen ein Übergriff in die richterliche Beweisfunktion vor.

Letztlich handelt es sich bei der vom BGH aufgestellten Forderung jedoch um eine Idealforderung. Selbst wenn der Sachverständige sich darauf beschränkt, eine möglichst eingehende Darstellung der Persönlichkeitsstruktur, des psychischen Querschnittsbildes des Beschuldigten und der Sinnzusammenhänge zu geben, in denen die Tat steht, um es nunmehr dem Gericht zu ermöglichen, sich aufgrund dieser Befunde ein eigenes Urteil etwa über die Zurechnungsfähigkeit zu bilden, gibt er dem Gericht unter Umständen Steine statt Brot. Gerade in Grenzfällen bleibt ein solch weiter Ermessensspielraum für die Bewertung der Aussagen des Sachverständigen, daß es für das Gericht bisweilen sehr schwierig ist, ein „revisionssicheres" Urteil mit der entsprechenden Begründung zu finden. Man darf dabei nicht übersehen, daß es — abgesehen von Extremfällen — an erfahrungswissenschaftlich eindeutig gesicherten Kriterien für die Bewertung psycho(patho)logischer Auffälligkeiten fehlt. So kann das Revisionsgericht die gleichen psycho-(patho)logischen Darstellungen des Sachverständigen unter Umständen ganz anders interpretieren als das erkennende Gericht. Schon deshalb werden viele Gerichte einen Sachverständigen vorziehen, der sein Gutachten so „zweifelsfrei" vorbringt, daß möglichst alles darin aufgeht und nicht mehr viel zu interpretieren oder für eine Entscheidung zur Frage der Zurechnungsfähigkeit abzuwägen ist (Göppinger, 1973).

Selbst dem gewissenhaftesten Richter sind jedoch durch den Mangel an eigener Sachkunde (die der Sachverständige ja vermitteln soll) verhältnismäßig enge Grenzen bei der sachlichen Überprüfung gesetzt (doch s. dazu oben I, 2.2.2. u. 2.3.). Es ist daher nur konsequent, wenn BGHSt 7, 238/239 — allerdings nur als obiter dictum — erwähnt, daß zuweilen die richterliche Prüfung des Gutachtens sich darauf beschränken darf, ob der Sachverständige ein erprobter und zuverlässiger Vertreter seines Faches ist und daher auf seine Sachkunde vertraut werden kann (ähnlich Jessnitzer, 1963; Mayer, 1954).

Die Art der Wissensvermittlung durch den psychiatrischen Sachverständigen an das Gericht ist unterschiedlich, und ebenso unterschiedlich ist die faktische Stellung, die der psychiatrische Sachverständige im Prozeß im Verhältnis zum Richter einnimmt. Im einen Fall obliegt ihm lediglich eine *Ergänzung* der richterlichen Sachkenntnis, die dem Richter eine Nachprüfung oder Korrektur seiner eigenen Eindrücke ermöglicht. Dies wird z. B. häufig bei Glaubwürdigkeitsgutachten der Fall sein. Im anderen Fall *begründet* der Sachverständige erst die richterliche Sachkenntnis (etwa bei der Feststellung einer Psychose). Hier ist vornehmlich an psychiatrische Gutachten im Zusammenhang mit der Zurechnungsfähigkeit zu denken. In solchen Fällen ist die tatsächliche Stellung des Sachverständigen derart beherrschend, daß er de facto den Ausgang des Prozesses bestimmt (Leferenz, 1962). Im Prinzip liegen die Verhältnisse dabei aber nicht anders als bei anderen Beweismitteln. So kann die eine Zeugenaussage wenig zur Sachaufklärung beitragen oder nur die Eindrücke des Gerichts bestätigen, während von einer anderen der Ausgang des Prozesses bestimmt wird.

Die Konflikte, die sich für den Richter daraus ergeben, daß er trotz dieser Tatsachen die Verantwortung für das Urteil zu tragen hat, führten einerseits zu der Forderung nach einer Spezialausbildung für den Richter (vgl. Peters, 1967; kritisch Leferenz, 1962), andererseits zu dem Vorschlag, den Sachverständigen auf die Richterbank zu setzen und ihn mit richterlicher Verantwortung zu belasten (Schröder, 1960; kritisch Eb. Schmidt, 1961; weiter Blau, 1962; Kohlhaas, 1962; Leferenz, 1962), wobei als Parallele etwa auf den Sachverständigen in der Richterrolle in den Kammern für Handelssachen und den früheren Erbgesundheitsgerichten hingewiesen wird.

Dazu soll hier nicht Stellung genommen werden. Es fragt sich jedoch, ob der Richter nicht im gerichtlichen Alltag weit häufiger als durch den Sachverständigen — über dessen Gutachten er sich immerhin hinwegsetzen oder neben dem er noch andere anfordern kann — durch Zeugenaussagen recht erheblichen Belastungen ausgesetzt ist. Man denke an die beeidete Aussage, von deren Unrichtigkeit der Richter fest überzeugt ist (ohne sie freilich nachweisen zu können), die jedoch zu einer — sachlich vermutlich falschen — Entscheidung führen kann.

Der Sachverständige wird allgemein als *Richtergehilfe* bezeichnet (Kleinknecht, 1970, Vorb. 1 vor § 72 StPO; Stransky, 1962; BGHSt 3, 27/28; BGHSt 9, 292/293; — kritisch zum Gehilfenbegriff: Hennies, 1968; Jessnitzer, 1963). Peters (1966, 1967) warnt davor, die Gehilfenschaft des Sachverständigen im Gegensatz zu der des Zeugen zu sehr in den Vordergrund zu rücken. Soweit dadurch vermieden werden soll, daß dem Sachverständigen ein ungerechtfertigtes Übergewicht gegenüber anderen Beweismitteln eingeräumt wird, ist dem zuzustimmen. — Andererseits kann das Wissen um diese Funktion sich durchaus günstig auf das Gutachten auswirken. Gerade wenn sich der Sachverständige bewußt ist, daß er allenfalls Gehilfe des Richters bei der Wahrheitsfindung ist und nicht mehr, wird er davor geschützt, sich die Rolle eines Richters anzumaßen.

2.4.2. Abgrenzung zum Zeugen

Wie der Sachverständige, so liefert auch der Zeuge dem Gericht Unterlagen für die spätere Urteilsfindung.

Dabei bekundet der *Zeuge* seine Wahrnehmungen über alles, was er im Zusammenhang mit der Tat bemerkt und erfahren hat (RGSt 52, 289; Göppinger, 1956 b). Er vermittelt dem Gericht tatsächliche Grundlagen des zu beurteilenden Sachverhaltes, die mit der Tat selbst, dem Täter, dem Opfer und den anderen Beweismitteln zusammenhängen.

Der *Sachverständige* andererseits vermittelt dem Gericht spezielle Sachkunde auf einem bestimmten Gebiet (hier: der Psychiatrie). Er gibt also primär nicht eigene Wahrnehmungen wieder, sondern zieht Schlüsse aus eigenen oder fremden Wahrnehmungen oder aus allgemeinen Erfahrungstatsachen (RGSt 57/158; Göppinger, 1956 b; Kleinknecht, 1970, Anm. 3 zu § 72 StPO; Peters, 1966), um dem Gericht die richtige Auswertung der festgestellten Tatsachen zu ermöglichen. Im Prinzip ist der Sachverständige — im Gegensatz zum Zeugen und auch zum sachverständigen Zeugen (s. u.) im Prozeß stets ersetzbar, weil es sich bei seinen Aussagen primär nicht um eigene Wahrnehmungen handelt (obgleich diese die Grundlage seiner Aussage sein können), sondern um Schlüsse, die er aus vorliegenden Tatsachen zieht. Dabei ist es vom Gesichtspunkt der Sachverständigen-Tätigkeit her gleichgültig, ob er die seinen Schlüssen zugrunde liegenden Tatsachen selbst wahrgenommen, ob er sie den Akten entnommen oder etwa durch die Aussagen Dritter kennengelernt hat. Ebenfalls gleichgültig ist es, ob es sich um abstrakte oder konkrete Schlußfolgerungen handelt oder um abstrakte oder konkrete Sachverhalte. Er gibt aufgrund besonderer Sachkunde unter Anwendung seiner wissenschaftlichen Erfahrung zu einer bestimmten Frage sein fachliches Urteil ab.

Der *sachverständige Zeuge* hat im Prozeß die gleiche Funktion wie der Zeuge. Er hat über seine Wahrnehmungen auszusagen, unterscheidet sich jedoch vom einfachen Zeugen dadurch, daß er zu diesen Wahrnehmungen nur aufgrund besonderer Sachkunde fähig ist. So vermag etwa der Arzt einen ärztlichen Befund bei einem Patienten nur aufgrund seiner besonderen Sachkunde zu erheben und ist — insoweit er nur über den Befund zu berichten hat — damit sachverständiger Zeuge.

Obwohl sich die Trennung zwischen reiner Sachverständigentätigkeit und der Tätigkeit des sachverständigen Zeugen dogmatisch ohne Schwierigkeiten durchführen läßt, — so könnte z. B. ein ganz anderer Arzt die Befunde erheben (als sachverständiger Zeuge), über die anschließend der Sachverständige sein Urteil abgibt — gehen diese Tätigkeiten in der Praxis fließend ineinander über. Erstattet z. B. der Sachverständige sein Gutachten aufgrund eigener Untersuchung des Probanden, so wäre er bezüglich der Untersuchung zwar strenggenommen als sachverständiger Zeuge tätig, ohne aber vor Gericht als solcher aufzutreten. Soweit unmittelbare Untersuchungen zur Durchführung des Gutachtenauftrages für den Sachverständigen notwendig sind (und dies ist beim psychiatrischen Sachverständigen die Regel), werden die dabei notwendigerweise gemachten Wahrnehmungen bei der Verhandlung nicht nach den Regeln des Zeugenbeweises behandelt, sondern sie fallen unter die Sachverständigentätigkeit (bezüglich der „Anknüpfungstatsachen" s. auch unten 2.6.2.1.).

Ein näheres Eingehen darauf, wann im Einzelfall der Arzt im Sinne des Zeugenbeweises wahrnimmt und wann er bereits Schlüsse zieht, ist in diesem Zusammenhang nicht notwendig. Allerdings kann etwa eine psychiatrische Exploration (s. o. I., 2.2.2.1.) niemals als (sachverständige) Wahrnehmung im Sinne des Zeugenbeweises angesehen werden, da sie sich ja gerade dadurch auszeichnet, daß sie in ständiger Analyse des Erfahrenen und durch gezielte Befragung immer wieder auf neue Äußerungen des Probanden hinwirkt, um schließlich in entsprechender Synthese der gewonnenen Fakten aufgrund des psychiatrischen Erfahrungswissens zu einem Gesamtbild des Probanden zu kommen. Als sachverständiger Zeuge wird der Psychiater im Strafprozeß ohnehin kaum einmal eine Rolle spielen — es sei denn, das Gericht verlangt von ihm unter dem Etikett des Zeugen eine Sachverständigentätigkeit —, da es sich bei jeder Diagnose bereits um Schlüsse und nicht um Wahrnehmungen, also um eine Sachverständigentätigkeit handelt. Mit den reinen Wahrnehmungen eines Psychiaters bei der Untersuchung ohne diagnostische Folgerungen daraus ist dem Gericht im Strafprozeß in der Regel jedoch nicht gedient. Freilich können auch solche Wahrnehmungen dann einmal von großer Bedeutung sein, wenn der Arzt, der diese gemacht hatte, aus irgendeinem Grund als Sachverständiger nicht in Frage kommt, so daß ein anderer Sachverständiger daraus seine Schlüsse ziehen muß.

Im Zivilprozeß oder auch im Sozialgerichtsverfahren mögen dagegen Einzelbefunde aus früherer Zeit bei der Beurteilung von Zusammenhangsfragen sehr wichtig sein. Von Bedeutung ist die Unterscheidung zwischen Zeugen- und Sachverständigen-Aussage noch bezüglich des Eides (s. u. 2.6.5.) und der Entschädigung (s. u. 2.7.3.).

2.4.3. Abgrenzung zum Staatsanwalt

Die Staatsanwaltschaft (daneben auch die Polizei und im entsprechenden Bereich der Verfahren das Gericht) hat nach der StPO die Aufgabe, die Anklagetatsachen, in der Hauptsache also das Tatgeschehen, zu erforschen und Beweismittel beizubringen; der psychiatrische Sachverständige äußert sich nur zu ganz bestimmten Tatsachen im Zusammenhang mit einem Tatgeschehen, wobei sein Gutachten als Beweismittel verwertet wird. So verschieden die Aufgabenbereiche dieser beiden am Strafverfahren Beteiligten zu sein scheinen, so eng kommen sie in der Wirklichkeit miteinander in Berührung.

Will der psychiatrische Sachverständige seinen Gutachtenauftrag gewissenhaft erfüllen, um damit seiner gesetzlichen Verpflichtung zu genügen, so kann im Falle der notwendigen Untersuchung des Beschuldigten oder Zeugen (z. B. im Rahmen einer Begutachtung zur Frage der Glaubwürdigkeit) seine Tätigkeit durchaus den Anschein einer „Ermittlung" erwecken. Soll er über die psychische Verfassung des Angeklagten z. Z. der Tat Aussagen machen oder darüber, ob ein Zeuge das Tatgeschehen zutreffend wiedergibt, so kann er dies nur dann zur Zufriedenheit des Auftraggebers tun, wenn er über die Tat vollständig — soweit dies überhaupt möglich ist — aufgeklärt wird. Dazu dient zwar in erster Linie das Aktenmaterial (zum Informationsrecht des Sachverständigen s. u. 2.7.1.), zum anderen aber — abgesehen von reinen Aktengutachten — die Untersuchung des Probanden, in deren Mittelpunkt in der Regel die Exploration steht. Diese rückt zumindest vom äußeren Anschein her („Befragung") immer dann in die Nähe der (polizeilichen oder staatsanwaltschaftlichen) Vernehmung, wenn sie — was sich nur selten vermeiden lassen dürfte — das Tatgeschehen betrifft.

In Verkennung des Charakters einer psychiatrischen Exploration (s. o. I., 2.2.2.1.) wird diese gelegentlich im Schrifttum (z. B. Wüst, 1968) als eigene Ermittlungstätigkeit des Sachverständigen angesehen, zu der dieser keine Befugnisse habe. Es wird darauf verwiesen, daß man den Sachverständigen gemäß § 80 Abs. 2 StPO einer richterlichen Vernehmung beiwohnen lassen könne; allerdings wird gleichzeitig gewarnt, ihm aufgrund seines Fragerechtes praktisch die Vernehmung zu überlassen (Bockelmann, 1955; Eb. Schmidt, 1957, Rn. 1 zu § 80 StPO; Wüst, 1968).

Zur Begründung dieser Ansicht wird vorgetragen, § 80 Abs. 1 StPO gebe dem Sachverständigen kein eigenes Vernehmungsrecht; auch die Zulässigkeit einer Exploration könne nicht auf diese Vorschrift gestützt werden.

Der BGH hat zu dieser Diskussion keine Stellung genommen, geht aber offenbar von der Zulässigkeit derartiger „Ermittlungstätigkeit" aus, zumindest in gewissen Grenzen. (Vgl. BGHSt 9, 292/296; 13,1; 18, 107, wo er sich unter dem Gesichtspunkt des Unmittelbarkeitsprinzips mit der Verwertung von auf diese Weise gefundenen Ergebnissen im Prozeß befaßt. — Hierzu auch Kremeier, 1960, sowie Alsberg-Nüse, 1967).

Doch ungeachtet dessen folgt die Befugnis des psychiatrischen Sachverständigen, im gewissem Umfang eigene „Ermittlungen" durchzuführen, aus der Verpflichtung, das Gutachten ordnungsgemäß zu erstellen (zum Problem der „Anknüpfungstatsachen" und „Zusatztatsachen" s. u. 2.6.2.1.). Selbst bei solchen Ermittlungen, die auch von der Staatsanwaltschaft durchgeführt werden könnten, weil sie scheinbar keine spezifisch psychiatrischen Fragen betreffen (z. B. Befragungen dritter Personen — so der Mutter über Kinderkrankheiten des Probanden usw.), wird man dem Sachverständigen — jedenfalls in gewissem Umfang — die Befugnis zu eigenen „Erhebungen" zugestehen müssen. Das ergibt sich schon daraus, daß eine scharfe Trennung von der Sache her meist kaum möglich sein wird. Zudem ist es auch eine Frage der Prozeßökonomie. Allerdings darf der Sachverständige als Richtergehilfe (s. o. 2.4.1.) niemals eine unmittelbare Ermittlung des Tatgeschehens oder gar eine Überführung des Täters anstreben, sondern er muß ausschließlich um eine korrekte Beantwortung der Gutachten-Frage bemüht sein (vgl. Friedrichs, 1967).

Damit ist auch die *Grenze* einer zulässigen „Ermittlungs"tätigkeit durch den psychiatrischen Sachverständigen festgelegt. Sie muß sich innerhalb des Auftrages halten und darf nur so weit gehen, als sie zur gewissenhaften Erfüllung dieses Auftrages unbedingt notwendig ist. So wird der Sachverständige alles vermeiden, was zu einem (unzulässigen) Eingriff in die Ermittlungsaufgabe der Staatsanwaltschaft führen könnte; er wird etwa den Probanden ausdrücklich darauf hinweisen, daß er bezüglich dessen Mitteilungen bei der Begutachtung als Sachverständiger und Gehilfe des Gerichtes diesem gegenüber zur Aussage über seine Wahrnehmungen verpflichtet ist und nicht der ärztlichen Schweigepflicht unterliegt (s. dazu ausführlich unten 3.3.1. sowie 2.6.1.2.).

Der Sachverständige darf auch z. B. nicht — wie Undeutsch (1954) für psychologische Gutachten meint — den zur Glaubwürdigkeitsfrage zu untersuchenden Zeugen unter Abdrängungs- und Belastungsversuchen zur Sache explorieren, „zweckmäßig unter Beteiligung eines zweiten Untersuchers", wobei mit verteilten Rollen gearbeitet wird (Zur Glaubwürdigkeitsuntersuchung im übrigen Leferenz, Hdbforens. Psychiatrie, 1972).

Mit Recht weist Blau (1962) darauf hin, daß sich hier der Verdacht aufdränge, es solle die Wahrheit über die Tat, nicht nur über den Täter herausgefunden werden. Dieses Vorgehen würde zu einer Verschiebung der zugedachten Prozeßrolle führen, die vom Gesetz nicht beabsichtigt ist, ganz abgesehen davon, daß eine solche Ermittlungstätigkeit den Prinzipien des Arztberufes schlechthin widersprechen würde.

Um schon den Anschein einer unzulässigen Vernehmung zu vermeiden, empfiehlt es sich, den Ausdruck „Vernehmung" bei der Begutachtung und bei der schriftlichen Fixierung des Gutachtens oder der Untersuchungen dazu zu vermeiden. Eine Vernehmung in diesem Sinne kann nur der Staatsanwalt (oder die Polizei oder der Richter) durchführen (Peters, 1967).

2.5. Beauftragung des Sachverständigen

Die Beauftragung des psychiatrischen Sachverständigen, mit der seine Tätigkeit beginnt, erfolgt in der Regel erhebliche Zeit vor der Hauptverhandlung, damit er Gelegenheit hat, eine gründliche Untersuchung des Probanden durchzuführen. Ist die Hauptverhandlung schon auf einen zu nahen Termin anberaumt, so sollte der Sachverständige um Verlegung bitten, wenn andernfalls eine gewissenhafte Erstattung des Gutachtens nicht gewährleistet ist.

Das gleiche gilt, wenn der Sachverständige ausnahmsweise erst während der Hauptverhandlung hinzugezogen wird. Hier kommt eine Vertagung in Betracht. Sofern die Hauptverhandlung nicht am 11. Tage fortgesetzt werden kann, ist Aussetzung erforderlich mit der Folge, daß die Hauptverhandlung von Anfang an neu durchgeführt werden muß (§ 228 StPO). Im Zivilprozeß ist die Vertagung auf jeden Termin möglich.

Eine kurzfristige Zuziehung des Sachverständigen zur Hauptverhandlung wird allerdings selten erfolgen, und es wird dann auch kaum die Untersuchung einer Person erforderlich sein; meist will das Gericht hierbei nur eine spezielle Fachfrage geklärt haben.

2.5.1. Zuständigkeit

Zuständig für die Bestellung eines psychiatrischen Sachverständigen ist in erster Linie das Gericht. Daneben können auch die übrigen Prozeßbeteiligten — Staatsanwalt, Beschuldigter bzw. sein Verteidiger, Neben- und Privatkläger — einen Sachverständigen mit der Erstattung eines Gutachtens beauftragen.

Zieht der Staatsanwalt im Vorverfahren einen Sachverständigen hinzu, so benennt er ihn in der Anklageschrift als Beweismittel. In diesem Fall akzeptiert das Gericht in der Regel den von der Staatsanwaltschaft in der Anklageschrift vorgeschlagenen Sachverständigen (Sarstedt, 1968). Ansonsten haben die Prozeßbeteiligten die Möglichkeit, einen Sachverständigen ihrer Wahl gem. §§ 220, 222 StPO förmlich zur Haupt-

verhandlung zu laden. Der in der Hauptverhandlung auf förmliche Ladung erschie-
nene Sachverständige muß, wenn nicht gesetzlich festgelegte Gründe dagegensprechen,
als „präsentes Beweismittel" auf Gerichtsbeschluß hin vernommen werden (§§ 220,
245 StPO). Dadurch wird der Gutachter letztlich doch zu einem gerichtlich bestellten
Sachverständigen (Blau, 1962), der uneingeschränkt den Bestimmungen über den
Sachverständigenbeweis der StPO unterworfen ist.

Damit ist im Strafverfahren für Privatgutachten im Sinne von Parteigutachten
praktisch kein Raum mehr (s. dazu auch Blau, 1960; Gruhle, 1955; Langelüddeke,
1971; Stransky, 1962).

Sarstedt regt an, dem Richter in jedem Falle, also auch bereits im polizeilichen oder staatsanwaltschaftlichen Ermittlungsverfahren, die Anordnung der Beiziehung eines Sachverständigen
zu übertragen. Damit würde nach seiner Ansicht dem § 73 StPO, der grundsätzlich den Richter
mit der Zuziehung des Sachverständigen betraut, in der Praxis wieder Geltung verschafft.

Im SG-Verfahren muß ein bestimmter Arzt gehört werden, wenn der Versicherte,
Versorgungsberechtigte oder Hinterbliebene einen entsprechenden Antrag stellt (s. o.
2.2.1. a. E.).

Im Zivilprozeß mag die Sachlage in Ausnahmefällen einen Psychiater veranlassen, im Auftrag einer Partei ein Gutachten zu erstatten. Ein angesehener Psychiater wird sein Gutachten
dann jedoch in gleicher Weise erstatten, wie er es auch auf Anforderung des Gerichts — ohne
vorherige Kenntnis der Parteien — erstatten würde. Freilich muß er dies zuvor dem Auftraggeber mitteilen. *Inhaltlich* würde es sich in einem solchen Fall also nicht um ein Parteigutachten
handeln.

Mit der Beauftragung obliegt dem Richter die Leitung der Tätigkeit des Sachverständigen, allerdings nur insoweit es ihm erforderlich erscheint (§ 78 StPO). Hierzu
gehört z. B. die Aufklärung des Gutachters über seine verfahrensrechtliche Stellung
(Löwe-Rosenberg, 1963, 1965, Anm. 2 zu § 78 StPO; Eb. Schmidt, 1967, Rn. 4 zu
§ 78 StPO) und über seine Rechte und Pflichten. Dies gilt insbesondere bei solchen
Sachverständigen, die bisher noch nicht als Gutachter vor Gericht tätig waren. Ferner
hat der Richter den Gutachter mit dem für die Anfertigung des Gutachtens notwendigen Material zu versorgen (§ 80 StPO — s. u. 2.7.1; doch s. auch 2.6.2.1.).

2.5.2. Formulierung des Auftrags (Art und Umfang)

Bei Gutachten vor Gericht geht es in der Regel um die Vermittlung abstrakter wissenschaftlicher Erfahrungssätze (z. B. bei bestimmten Formen der Schizophrenie ist der
Kranke unberechenbar und tut unter Umständen Dinge, die er in gesundem Zustand
noch nie getan hatte), die Feststellung von Tatsachen aufgrund besonderer Sachkunde
(z. B. akustische Halluzinationen in Form von Befehlen bei gleichzeitiger Wahnstim-
mung) und die Anwendung wissenschaftlicher Erfahrungssätze auf vorliegende Tatsachen
(die Verhaltensweisen des Probanden lassen sich durch die vorliegende Geisteskrankheit erklären) (hierzu Jessnitzer, 1963; Kremeier, 1960; Wüst, 1968).

Meist sind es die beiden letzten Bereiche, in denen der Psychiater für das Gericht
tätig wird.

Der *Umfang des Auftrages* wird durch die Formulierung, die das Gericht getroffen
hat, festgelegt. Bei Unklarheiten über Inhalt oder Umfang des Auftrages ist Rückfrage
beim Auftraggeber notwendig. Der Sachverständige ist keineswegs verpflichtet, sich
über Gebiete zu äußern, in denen er nicht sachkundig ist (er ist dazu als „Sachverständiger" nicht einmal befugt). Er muß auch kein Gutachten erstatten, für das die
Beweisfrage entweder unklar oder in der gestellten Art oder mangels Unterlagen bzw.
Abklärung der tatsächlichen Voraussetzungen für ihn mit Hilfe seines Fachwissens nicht
beantwortbar ist (s. auch oben 2.4.3.). Manchmal geben Anklageschrift oder Eröffnungsbeschluß — sofern schon vorhanden — weitere Anhaltspunkte für das vom Auftraggeber (dem Gericht) Gewünschte (Peters, 1967).

Es genügt jedoch nicht, daß der Sachverständige z. B. aufgefordert wird, allgemein zum Sachverhalt Stellung zu nehmen (Wüst, 1968). In solchen Fällen muß der Gutachter auf eine Präzisierung dringen und eventuell darauf hinweisen, daß er ein Gutachten zu der vorgelegten Beweisfrage ohne weitere Erläuterungen oder Abgrenzungen nicht erstatten könne.

Weit häufiger als im Strafprozeß, wo es der Richter öfter mit psychiatrischen Sachverständigen zu tun hat, sind die Beweisfragen im Zivilprozeß unzureichend formuliert. Man erlebt bisweilen sogar, daß infolge der Formulierung des Gutachtenauftrages durch das Gericht eine Umkehrung der Beweislast vorgetäuscht wird (der Sachverständige soll z. B. darüber aussagen, ob der Beklagte zu einem bestimmten Zeitpunkt geschäftsfähig war, obgleich die Geschäftsunfähigkeit zu beweisen ist). Im Eherecht begnügt sich das Gericht unter Umständen mit der Aufforderung zu einer Stellungnahme über das Vorliegen einer geistigen Störung bei dem Beklagten. Eine Differenzierung des Zeitpunktes und vor allem der geltend gemachten Eheverfehlung(en) bleibt aus, auch oder gerade wenn Eheverfehlungen (mit oder ohne geistige Störung) während eines Zeitraumes von mehreren Jahren vom Kläger behauptet und vom Beklagten bestritten werden. Aufträge dieser Art sind unbrauchbar; der Sachverständige wird in solchen Fällen um Präzisierung des Gutachtenauftrages, evtl. auch um vorherige weitere Beweiserhebungen bitten müssen.

2.6. Pflichten des Sachverständigen

2.6.1. Pflicht zur Gutachtenerstellung

2.6.1.1. Grundsätzliche Verpflichtung. Eine Verpflichtung, den Auftrag des Gerichts zur Erstattung eines psychiatrischen Gutachtens anzunehmen, besteht dann, wenn der zum Sachverständigen ernannte Psychiater zur Erstattung von psychiatrischen Gutachten öffentlich bestellt ist, wenn er die Wissenschaftsdisziplin Psychiatrie öffentlich zum Erwerb ausübt oder wenn er zur Ausübung öffentlich bestellt oder ermächtigt ist (§ 75 Abs. 1 StPO, § 407 Abs. 1 ZPO). Die Verpflichtung besteht auch bei Ladung durch Staatsanwalt, Privat-Nebenkläger oder Angeklagten (Kleinknecht, 1970; Anm. 1 zu § 75 StPO; a. A. dagegen Kuhns, 1958; widersprüchlich Jessnitzer). Die öffentliche Ermächtigung — beim Psychiater also Approbation und Facharztanerkennung, s. o. 2.2.1. — genügt auch dann zur Begründung der Verpflichtung, wenn der Betroffene seine Tätigkeit noch nicht oder nicht mehr ausübt (Kleinknecht, 1970, Anm. 1 zu § 75 StPO).

Verpflichtet zur Gutachtenerstattung ist ferner derjenige Sachverständige, der sich vor Gericht — und zwar für den konkreten Fall (eine Verpflichtung für alle künftig vorkommenden Fälle ist nicht bindend) — dazu bereiterklärt hat (§ 75 Abs. 2 StPO, § 407 Abs. 2 ZPO). Eine mündliche Zusage reicht aus (Kleinknecht, 1970, Anm. 2 zu § 75 StPO). Der (einseitige) Widerruf einer einmal (für den konkreten Fall) gegebenen Zusage ist unzulässig (Eb. Schmidt, 1967, Rn. 8 zu § 75 StPO).

2.6.1.2. Weigerungsrechte, vor allem Zeugnisverweigerungsrecht; Entbindung. In einer Reihe von Fällen ist der zum Sachverständigen ernannte Psychiater von der Pflicht zur Erstattung des Gutachtens befreit. Dabei handelt es sich — von wenigen Ausnahmefällen abgesehen (s. u.) — um eine *Berechtigung* zur Verweigerung des Gutachtens, jedoch nicht um eine Verpflichtung zu dieser Verweigerung.

Zunächst berechtigen dieselben Gründe, die einem Zeugen die Zeugnisverweigerung gestatten, einen Sachverständigen zur Verweigerung des Gutachtens (§ 76 Abs. 1 StPO; § 408 ZPO). Das bedeutet, daß der Verlobte, der Ehegatte (auch der frühere) sowie nahe Verwandte und Angehörige (im einzelnen vgl. § 52 StPO, § 383 ZPO) des Beschuldigten die Sachverständigentätigkeit ablehnen können, und zwar — im Gegensatz zu § 76 i. V. mit § 53 StPO, § 408

i. V. mit § 383 Abs. 1 Ziff. 5 ZPO — die gesamte Gutachtenerstattung. Dieser Fall wird beim psychiatrischen Sachverständigen vermutlich nur selten eintreten, da das Gericht, sofern ihm das Angehörigenverhältnis bekannt ist, ohnehin davon Abstand nehmen dürfte, den betreffenden Psychiater zum Sachverständigen zu ernennen.

§ 53 StPO (ähnlich § 383 Abs. 1 Ziff. 3 ZPO) gibt ferner Ärzten ein Verweigerungsrecht über das, was ihnen in ihrer Eigenschaft als Arzt anvertraut worden oder bekanntgeworden ist. Hier besteht also kein generelles Weigerungsrecht, sondern nur die Berechtigung, in bestimmten Fragenbereichen die Aussage zu verweigern. Dieses Zeugnisverweigerungsrecht ist das notwendige Korrelat zur Schweigepflicht (Lenckner, 1966), die ihren Wert verlieren würde ohne die prozessuale Befugnis, dieser Pflicht entsprechend zu handeln.

Soll der Sachverständige z. B. über einen (ehemaligen) Patienten aussagen, so unterliegt er uneingeschränkt der Schweigepflicht entsprechend § 300 StGB (§ 203 StGB n. F.) (s. dazu unten 3.3), solange und insoweit er davon nicht rechtswirksam entbunden ist. Damit ist er genauso uneingeschränkt *berechtigt*, entsprechend § 53 Abs. 1 Ziff. 3 StPO die Aussage im Strafprozeß zu verweigern. Er ist jedoch nicht dazu verpflichtet. Fühlt sich z. B. der Arzt nach pflichtgemäßer Abwägung der Interessen befugt auszusagen, so kann er dies tun. Gegebenenfalls wird er allerdings bei einem gegen ihn eingeleiteten Strafverfahren wegen Verletzung der Schweigepflicht entsprechend § 300 StGB (§ 203 StGB n. F.) darlegen müssen, woher er seine Befugnis zur Offenlegung herleitete. Die *Tatsache*, daß es sich um ein *Strafverfahren* handelt, in dem er aussagt, und daß deshalb alles nur Mögliche zur Sachaufklärung getan werden müsse, begründet *keine* Befugnis zur Aussage. Sonst hätte der Gesetzgeber nicht erst das Zeugnisverweigerungsrecht des Arztes eingeführt (Göppinger, 1958 c, 1959). Lencker (1966) sieht in dem Verweigerungsrecht praktisch eine Zeugnisverweigerungspflicht, weil dort, wo der Sachverständige mit Recht die Aussage verweigern darf, auch keine Notwendigkeit zur Offenbarung von Geheimnissen bestehe, woraus folge, daß diese Geheimnisse der ärztlichen Schweigepflicht unterliegen.

Hat der Patient von der Geheimhaltung der ihn betreffenden Geheimnisse entbunden, so entfällt entsprechend § 53 Abs. 2 StPO das Zeugnisverweigerungsrecht, jedoch nur insoweit, als die rechtswirksame Entbindung des Patienten reicht (in der Regel werden der medizinische Befund und die klinische Therapie erfaßt). Dasselbe gilt auch bezüglich der Auswertung von Krankenblättern, die vom Sachverständigen aufgrund einer Entbindung von der Schweigepflicht durch den Patienten beigezogen worden sind (eingehend zu dieser Problematik s. u. 3.3.2. u. 3.3.3.).

Falls der Sachverständige sein Gutachten ausschließlich aufgrund der ihm vom Gericht übersandten *Akten* erstattet, besteht keinerlei Zeugnisverweigerungsrecht, auch nicht über den Inhalt etwaiger Krankenunterlagen, die sich bei den Akten befinden.

Soweit das Aussageverweigerungsrecht des § 53 StPO eingreift, erstreckt es sich auch auf die Hilfspersonen des Psychiaters, die bei der Gutachtenerstattung mitgewirkt haben, also etwa auf Psychologen oder Fürsorger oder medizinisch-technische Assistenten oder Schreibkräfte oder sonstige Ärzte, falls sie vom Gericht vernommen werden (§ 53 a StPO). Über die Ausübung des Aussageverweigerungsrechts entscheidet der Hauptgeheimnisträger, in diesem Falle also der Sachverständige, der mit der Gutachtenerstattung beauftragt worden ist (§ 53 a Abs. 1 Satz 2 StPO).

Dem Sachverständigen wird nicht nur das Recht zugestanden, die Gutachtenerstattung zu verweigern; er kann auch aus „anderen Gründen" von der Erstattung des Gutachtens entbunden werden (§ 76 Abs. 1 Satz 2 StPO). Dies kann auf entsprechenden Antrag des Sachverständigen an das Gericht geschehen. Aber auch von Amts wegen kann dem Sachverständigen der Auftrag entzogen werden, wenn das Gericht nachträglich von Umständen erfährt, die eine Gutachtenerstattung gerade durch diesen Sachverständigen unzweckmäßig erscheinen lassen (Kleinknecht, 1970, Anm. 2 zu § 76 StPO; Eb. Schmidt, 1957, Rn. 3 zu § 76 StPO). Derartige „andere Gründe" für die Entbindung sind etwa Überlastung, Krankheit, Kollision mit anderen, zumindest gleichrangigen Verpflichtungen, Erholungsurlaub (Peters, 1967). Begründen irgendwelche Äußerungen oder Darlegungen bestimmter Tatsachen seitens des Sachverständigen dem Gericht gegenüber die Gefahr einer Ablehnung, so wird es in der Regel den Sachverständigen von der Gutachtenerstattung entbinden (Jessnitzer, 1963). Auch die Befürchtung des Arztes, die Begutachtung seines Patienten durch ihn als behandelnden Arzt könnte dessen Vertrauensverhältnis zu ihm nachhaltig stören, wird zur Entbindung von der Verpflichtung zur Gutachtenerstattung führen. Das gleiche gilt, wenn sich der Sachverständige aufgrund eines früher in anderer Sache erstatteten Gutachtens für befangen hält.

Lehnt das Gericht einen Befreiungsantrag ab, so steht dem Sachverständigen dagegen nach herrschender Meinung weder im Straf- noch im Zivilprozeß ein Beschwerderecht zu. Begründet wird dies im strafprozessualen Schrifttum damit, daß die anzufechtende gerichtliche Maßnahme nicht unmittelbar auf die Freiheit, das Vermögen oder ein sonstiges Recht der bezeichneten Person einwirke (s. Eb. Schmidt, 1957, Rn. 15 zu § 304 StPO; vgl. auch OLG Oldenburg JZ 1960, 291; Löwe-Rosenberg, 1963, 1965, Anm. 5 zu § 304 StPO).

Weigert sich der zur Erstattung des Gutachtens verpflichtete Sachverständige ohne Grund, das Gutachten zu erstellen, so wird er zum Ersatz der Kosten verurteilt. Zugleich wird gegen ihn ein Ordnungsgeld festgesetzt. Beides kann bei erneuter Weigerung noch einmal wiederholt werden (§ 77 StPO, § 409 ZPO). Auch die Weigerung, die notwendigen Untersuchungen usw. durchzuführen (die der Richter aufgrund seiner Leitungspflicht — § 78 StPO — angeordnet hat), hat die oben angeführten Sanktionen zur Folge (Kleinknecht, 1970, Anm. 1 zu § 77 StPO). Die Ordnungsstrafe besteht in einer Geldzahlung von 5—1000 DM (Artikel II Geldstrafenverordnung). Haft kann nicht angeordnet werden, ebensowenig eine zwangsweise Vorführung (Kleinknecht, 1970, Anm. zu § 77 StPO; Eb. Schmidt, 1957, Rn. 2 zu § 77 StPO).

2.6.1.3. Persönliche Wahrnehmung des Gutachtenauftrages. Grundsätzlich hat die Person, die mit der Erstattung eines Gutachtens beauftragt wird, das Gutachten persönlich und in eigener Verantwortung zu erstellen und in der Hauptverhandlung vorzutragen.

Anders ist es bei behördlichen Gutachten, die in der Hauptverhandlung verlesen werden können (§§ 83 Abs. 3, 256 StPO). Voraussetzung dafür ist jedoch, daß die angeschriebene Institution eine „Behörde" im Sinne dieser Bestimmungen ist. Hierzu gehören z. B. öffentliche Gesundheitsämter. Bezüglich der Blutuntersuchung auf Alkohol kann unter bestimmter Voraussetzung auch ein Universitäts-Institut für Gerichtliche Medizin zu den Behörden zählen (BGH NJW 1953, 1801; BGH VRS 11, 449).

Öffentliche Kliniken oder Krankenanstalten dagegen sind bezüglich ihrer medizinischen Funktionen nicht als öffentliche Behörden im Sinne des § 256 StPO anzusehen (a. A. Hanack, 1961). Sie führen auch keine Begutachtungen durch.

Soweit Gutachten durch Angehörige von Psychiatrischen Kliniken bzw. Krankenhäusern erstattet werden, geschieht dies in der Regel über die Beauftragung des Arztes, der die Klinik fachlich leitet. Im allgemeinen geht es den Gerichten in diesen Fällen darum, einen auf dem psychiatrischen Fachgebiet besonders qualifizierten Sachverständigen zu gewinnen, der zudem die Möglichkeit hat, ohne besondere Formalitäten etwa zusätzlich notwendige spezielle Befunderhebungen durch fachkundige Personen durchführen zu lassen und — soweit erforderlich und vom Gericht besonders angeordnet (§ 81 StPO) — den zu Begutachtenden während eines bestimmten Zeitraumes zu beobachten.

Das Dilemma in der Praxis liegt darin, daß der ärztliche Direktor einer Klinik vielfach aus zeitlichen Gründen nicht in der Lage ist, solche Gutachten regelmäßig persönlich zu erstatten.

Wenn dem Gericht in Anbetracht der Besonderheit des Einzelfalles jedoch eine persönliche Gutachtenerstattung durch den Direktor der Klinik unumgänglich erscheint, wird dieser eine solche in der Regel auch durchführen (es sei denn, zwingende

Gründe — z. B. Gefährdung der ärztlichen Versorgung der Patienten — führen zu
einer Ablehnung der Gutachtenerstattung—s. o. 2.6.1.2.). Dies bedeutet, daß der Beauftragte das psychiatrische Gutachten in seinen Hauptzügen selbst erstatten muß, also
wenigstens die Exploration durchführen und das Gutachten schriftlich fixieren muß.
Es ist damit jedoch nicht ausgeschlossen, daß sich der Sachverständige bestimmter Hilfskräfte bedient (s. dazu Alsberg-Nüse, 1967; RG JW 1916, 1587). So darf etwa der
Psychiater die Abnahme eines Tests oder die Anfertigung eines Blutbildes einem Mitarbeiter überlassen. Erforderlich ist jedoch eine genaue Überwachung und Leitung
durch den Sachverständigen.

Falls im Zusammenhang mit der Begutachtung herangezogene Mitarbeiter (als Hilfskräfte
des Sachverständigen) über die Erstellung des Befundes hinaus auch eine Beurteilung abgeben,
handelt es sich dabei nur um interne, für den verantwortlichen Sachverständigen unverbindliche
Vorschläge. Anders ist die Situation, wenn dabei ausdrücklich erbetene Zusatzgutachten vorgelegt werden.

Eine Ausnahme von der grundsätzlichen Überwachungs- und Leitungspflicht gegenüber Hilfspersonen im Rahmen der Gutachten-Anfertigung durch den beauftragten
Sachverständigen besteht dann, wenn dieser nicht über ein umfangreiches Hilfspersonal
verfügt, so daß er solche Untersuchungen, die üblicherweise von Angehörigen eines
anderen medizinischen Spezialgebietes vorgenommen werden (etwa Laboruntersuchungen), außer Hauses durchführen lassen muß. Hier genügt eine sorgfältige Auswahl
der betreffenden Personen. Die Zuziehung derartiger, nicht der persönlichen Leitung
des Sachverständigen unterliegenden Hilfspersonen sollte im Gutachten kenntlich
gemacht werden.

In der Regel wird das Gutachten durch andere Ärzte der Klinik mehr oder weniger
selbständig erstattet.

Dem könnte bereits bei der Beauftragung Rechnung getragen werden, indem etwa ein „Team
von Sachverständigen", in dem jeder für den von ihm bearbeiteten Bereich zuständig und verantwortlich ist, beauftragt wird. Dies scheitert jedoch in der Praxis an der persönlichen Gutachtenerstattung in der Hauptverhandlung, noch mehr aber an dem (ungenügenden) Wert
solcher *(Teil)*Gutachten (für den Zivilprozeß vgl. OLG München 1968, 202/203, das die Einholung eines „Gutachtens einer Universitätsklinik" für unvereinbar mit dem Grundsatz erachtet, daß im Zivilprozeß nur Einzelpersonen als Sachverständige zuzuziehen seien). Nur dann,
wenn jeder Angehörige des „Teams", soweit er aufgrund seiner Sachkunde überhaupt kompe-
tent ist, gewissermaßen als *Haupt*gutachter aufträte, wären die einzelnen Gutachten für das
Gericht verwertbar, da dann jedes Teammitglied uneingeschränkt zur Beweisfrage Stellung
nehmen müßte.

Ansonsten liegt die Besonderheit eines solchen Teams gerade darin, daß der Team-Leiter
die verschiedenen Befunde im Hinblick auf das Gesamtanliegen richtig zu gewichten und ihnen
damit die adäquate Bedeutung zuzumessen vermag. Auf das Prozeßgeschehen übertragen, würde
dies bedeuten, daß der Team-Leiter als Sachverständiger beauftragt werden müßte, während die
anderen Team-Mitglieder im Prozeß die Stellung von Hilfspersonen des Sachverständigen haben.
Hat jedoch — prozeßrechtlich — jedes Team-Mitglied die gleiche Stellung, dann muß auch jeder
Gutachter eigenverantwortlich auftreten. Damit handelt es sich aber um mehrere Gutachter, was
bei der Beauftragung eines Teams kaum beabsichtigt ist. Die Situation ist dann nicht anders,
als wenn mehrere Sachverständige beauftragt werden (s. o. 2.2.).

Eine andere Möglichkeit für das Gericht bzw. die sonstigen Prozeß-Beteiligten, die
für die Stellung eines Auftrags zur Gutachtenerstattung in Frage kommen (s. o. 2.2.1),
läge darin, den ärztlichen Direktor einer Klinik zwar mit der Begutachtung zu beauftragen, aber mit der *ausdrücklichen* Delegationsbefugnis an einen anderen Fachpsychiater der Klinik, wobei dem Delegierten die alleinige Ausfertigung des Gutachtens vor-
behalten ist und ihn auch die *alleinige* Verantwortung trifft. Damit würde jedoch im
Ergebnis dem ärztlichen Direktor der Klinik — innerhalb eines bestimmten Rahmens —
die alleinige Auswahl des Gutachters überlassen. Dies widerspricht aber der gesetz-

lichen Regelung, nach der die Auswahl des Sachverständigen durch den Richter zu erfolgen hat (§ 73 Abs. 1 StPO — s. auch oben 2.5.1.). Überträgt der ärztliche Direktor einer Klinik einen an ihn gerichteten Gutachtenauftrag dennoch zur vollständigen und eigenverantwortlichen Ausführung an einen anderen, so handelt es sich um eine persönliche Eigenmächtigkeit, die durch den Gutachten-Auftrag nicht gedeckt ist (ebenso BSG NJW 1968, 223/224). Das Gericht (oder die Staatsanwaltschaft usw. als Auftraggeber) kann sich allerdings nachträglich mit der Übertragung einverstanden erklären, was auch stillschweigend etwa durch Vernehmung des anderen Gutachters in der Hauptverhandlung geschehen kann (a. A. BSG NJW 1968, 224). Es handelt sich dann um ein Auswechseln der Gutachter: Eine Entlassung des alten und Beauftragung des neuen Gutachters (vgl. Sarstedt, 1968).

In der Regel wird der ärztliche Direktor einer Klinik zwar namentlich beauftragt, jedoch mit einer (stillschweigend) beschränkten Delegationsbefugnis. Dabei führt der Delegierte mehr oder weniger vollständig den Auftrag aus, die Oberleitung und Verantwortung bleibt jedoch letztlich bei dem vom Gericht beauftragten Sachverständigen. Dieser gibt aber einen (mehr oder weniger großen) Teil der Verantwortung aus der Hand. Der Unterbeauftragte — etwa ein Oberarzt oder ein sonstiger qualifizierter Assistent der Klinik — übernimmt für alle von ihm durchgeführten Untersuchungen die (Mit)-Verantwortung, die sich in seiner (Mit)-Unterschrift unter das schriftliche Gutachten äußert. Dem Direktor der Klinik bleibt die Verantwortung für die *sorgfältige Auswahl* seines Unterbeauftragten und eine *Mitverantwortung* für das Gutachten. Er ist also zur *Kontrolle* der Begutachtung verpflichtet, wozu die Vorstellung des Probanden, die Überprüfung der Unterlagen sowie die Besprechung und Lektüre des Gutachtens notwendig sind. Äußerlich kommt die Mitverantwortung durch mindestens zwei Unterschriften — der des als Sachverständiger beauftragten Direktors der Klinik und der des Unterbeauftragten — zum Ausdruck (s. dazu Hanack, 1961). Bei der Erstellung des Gutachtens werden auch in diesem Fall zahlreiche Hilfspersonen mitwirken; evtl. werden Zusatzgutachten notwendig sein. Dabei gilt das zuvor Gesagte.

An manchen Universitäten gibt es Institute für Gerichtliche Psychiatrie. Es handelt sich dabei um selbständige Institutionen, deren Direktor die gleiche Stellung hat wie ein Klinikdirektor. Für sie gilt bei einer Beauftragung als Sachverständiger durch das Gericht das zuvor Gesagte.

Allerdings wird das Gericht bei der Beauftragung des Direktors einer Universitäts-Institution stets prüfen müssen, ob dieser auch als *Fachpsychiater* anerkannt ist. Sonst läuft es Gefahr, daß weder der Direktor der Institution, noch der unterbeauftragte Assistent psychiatrisch ausgewiesen sind. Bei dem ärztlichen Direktor von Psychiatrischen Kliniken und Krankenhäusern sowie dem Direktor eines Institutes für gerichtliche Psychiatrie kann man die Facharzt-Anerkennung unterstellen; bei Direktoren von Kriminologischen Instituten liegt diese nur ausnahmsweise vor; bei Direktoren von Instituten für Gerichtliche Medizin bzw. Rechtsmedizin ist sie nicht üblich, ebensowenig — im Rahmen der Behörden — bei den Leitern von Gesundheitsämtern und deren gerichtsmedizinischen Abteilungen sowie bei Landgerichtsärzten.

Da der Direktor einer Psychiatrischen Klinik oder eines entsprechenden Universitätsinstituts als beauftragter Sachverständiger nicht ohne weiteres das Einverständnis des Gerichts mit einer bedingten Delegierung des Gutachtenauftrages im obigen Sinne erwarten kann, muß er sich durch Rückfrage beim Auftraggeber die Delegationsbefugnis einholen, die dieser wohl kaum einmal verweigern wird. Besteht das Gericht jedoch auf persönlicher Erstattung, dann hat er dem nachzukommen, es sei denn, er ersucht entsprechend § 76 Abs. 1 Satz 2 StPO um Entbindung von dem Auftrag (s. o. 2.6.1.2.).

Von Bedeutung ist schließlich die Frage, ob der Sachverständige, der mit der Begutachtung beauftragt wurde, diesen Auftrag aber (bedingt) delegiert hat, das Gutachten selbst in der Hauptverhandlung erstatten muß oder ob er einen Vertreter entsenden darf, also etwa den „unterbeauftragten" Oberarzt oder einen Assistenten. Sofern es sich bei dem Vertreter um eine Person handelt, die (befugterweise) das Gutachten miterstattet hat und daran die Mitverantwortung trägt (Kriterium: Unterschrift), ist dagegen nichts einzuwenden. In der Regel wird das Gericht den betreffenden Oberarzt oder Assistenten ohnehin persönlich laden und nur in Ausnahmefällen außerdem noch den beauftragten Klinikdirektor oder auch diesen allein. Hat der beauftragte Klinik- oder Instituts-Direktor das (vorläufige) Gutachten dagegen persönlich erstattet (s. o.), so muß er auch persönlich in der Hauptverhandlung erscheinen und es dort vortragen bzw. erläutern.

2.6.2. Gutachtenerstattung

2.6.2.1. Materialbeschaffung. Das Ausgangsmaterial — die sog. „Anknüpfungstatsachen" — hat der Auftraggeber des Gutachtenauftrages, also in der Regel das Gericht bzw. die Staatsanwaltschaft, dem psychiatrischen Sachverständigen anzubieten (Blau, 1962; Eb. Schmidt, 1957, Rn. 9 zu § 78 StPO). In der Praxis erfolgt dies meist durch die Zusendung der Akten. Der Sachverständige kann auch die Vernehmung von Zeugen oder des Beschuldigten oder des Klägers oder Beklagten verlangen, wenn er dies zur weiteren Aufklärung benötigt. Dabei kann ihm gestattet werden, den Vernehmungen beizuwohnen und selbst Fragen zu stellen. Im übrigen ist es Sache des Sachverständigen, sich etwa notwendige weitere Anknüpfungstatsachen selbst zu beschaffen (Jessnitzer, 1963; Kleinknecht, 1970, Anm. 1 b zu § 72 StPO).

Bei den *Anknüpfungstatsachen* wird unterschieden zwischen den sog. Befundtatsachen und den sog. Zusatztatsachen.

Befundtatsachen kann der Sachverständige nur aufgrund seiner besonderen Sachkunde feststellen; dabei handelt es sich zwar vornehmlich, aber keineswegs ausschließlich um medizinische Befunde oder um unmittelbar am Probanden wahrnehmbare psycho(patho)logische Auffälligkeiten, sondern vielfach auch um Erhebungen im weiteren sozialpsychologischen Bereich. Genauso wie der Internist seine Diagnose nicht nur aufgrund des klinischen Befundes stellt, sondern zusätzlicher Befunde (z. B. aufgrund von Laboruntersuchungen) bedarf, benötigt der Psychiater häufig weitere Befunde, die er mit Hilfe der Exploration dritter Personen, meist Angehöriger, als zusätzliche Befundtatsachen erhebt. Diese Explorationen können kunstgerecht in der Regel nur vom Psychiater durchgeführt werden, da es sich dabei ja nicht um die einfache Feststellung irgendwelcher Fakten handelt, sondern um das Erschließen bestimmter psychischer Äußerungsformen (s. o. I., 2.2.2.1.).

Zusatztatsachen dagegen kann auch das Gericht (oder die Staatsanwaltschaft) mit den ihm zur Verfügung stehenden Erkenntnismöglichkeiten feststellen.

Von Bedeutung sind diese unterschiedlichen Arten von Anknüpfungstatsachen für das weitere Verfahren. Befundtatsachen darf das Gericht ohne weiteres aufgrund des Gutachtens, Zusatztatsachen dagegen nur dann bei der Urteilsfindung verwerten, wenn diese ordnungsgemäß — etwa durch Vernehmung der Auskunftsperson oder des Gutachters als Zeugen (s. o. 2.4.2. und u. 2.6.5.2.) — in den Prozeß eingeführt worden sind (BGHSt 18, 107; s. Kleinknecht, 1970, Anm. 1 C zu § 72 StPO).

Dieses Vorgehen bei der Verwertung der Zusatztatsachen beruht auf dem sog. Unmittelbarkeitsprinzip (s. u. 2.6.2.4.). Wenn der Beweis einer Tatsache auf der Wahrnehmung einer Person beruht, so ist diese in der Hauptverhandlung zu vernehmen (§ 250 StPO).

Für den Sachverständigen ist die Unterscheidung von Befund- und Zusatztatsachen insofern bedeutsam, als er sich möglichst auf die Feststellung von Befundtatsachen beschränken und Zusatztatsachen nur insoweit ermitteln sollte, als sie zur medizinisch vertretbaren Beantwortung der an ihn gerichteten Beweisfrage unmittelbar notwendig sind (s. auch oben I., 2.3.).

Auch bei der Verwertung der vom Gericht zugesandten *Aktenunterlagen* im Gutachten muß der Sachverständige bedenken, daß es sich dabei zwar um Feststellungen z. B. von amtlichen Personen handelt, über die aber in der Hauptverhandlung noch nicht Beweis erhoben worden ist. So können sich in der Hauptverhandlung neue Tatsachen ergeben, die eine veränderte Beurteilung — auch durch den Sachverständigen — erfordern. (Daher kann das schriftliche Gutachten nur ein vorläufiges sein, s. u. 2.6.2.4.). Andererseits ist der Sachverständige auf diese Unterlagen angewiesen, da er vielfach erst mit ihrer Hilfe Zugang zu dem psychischen Befund des Täters zur Zeit der Tat bzw. des für das Gutachten relevanten Geschehens findet (ausführlich dazu oben I., 2.1.1.).

Die *Exploration dritter Personen* — auch im Rahmen der Erhebung von sog. Befundtatsachen (s. o.) — ist zwar in der Regel zulässig (vgl. BGH JZ 1957, 227), aber durch ein etwa bestehendes Zeugnisverweigerungsrecht beschränkt.

Obgleich die Erhebung der für den psychischen Befund relevanten Tatsachen (z. B. Krankheitsanamnese des zu Begutachtenden) keinen unmittelbaren Bezug zur Tat zu haben braucht, steht z. B. den Angehörigen des Beschuldigten entsprechend § 52 StPO ein Zeugnisverweigerungsrecht im Strafprozeß (in dem das Gutachten ja erstattet wird) zu. Bei einer Verletzung dieses Rechts kann das Gutachten unverwertbar oder nur eingeschränkt verwertbar sein. Im Einvernehmen mit dem Gericht muß deshalb der Sachverständige die zeugnisverweigerungsberechtigte Person auf ihr Zeugnisverweigerungsrecht hinweisen. Wird ausnahmsweise daraufhin eine Exploration verweigert und kann das Gutachten ohne die nun fehlenden Befundtatsachen nicht fachgerecht erstattet werden, so muß dies dem Gericht mitgeteilt und der Gutachtenauftrag zurückgegeben werden. Grundsätzlich ist vor der Exploration dritter Personen, die niemals den Charakter einer „Vernehmung" haben darf (s. o. 2.4.3.; vgl. Jessnitzer, 1963; Kuhns, 1958), eine Rückfrage bei Gericht oder der Staatsanwaltschaft als Auftraggeber schon deshalb angezeigt, um ein sonstiges Zeugnis- oder Auskunftsverweigerungsrecht (z. B. entsprechend § 55 StPO) nicht zu verletzen.

Im *Zivilprozeß* gilt im Prinzip das gleiche; allerdings können sich nach der Rechtsprechung des BGH (NJW 1957, 906 mit ablehnender Anm. von Bruns) die Parteien mit einer Vernehmung von Zeugen durch den Sachverständigen einverstanden erklären. Die Ergebnisse dieser Vernehmung können dem Gutachten ohne weitere Vernehmung der Zeugen durch das Gericht zugrundegelegt werden.

2.6.2.2. Unparteilichkeit. Der psychiatrische Sachverständige hat sein Gutachten „unparteiisch und nach bestem Wissen und Gewissen" zu erstatten (§ 79 Abs. 2 StPO; vgl. oben I., 2.3.2.).

Die Forderung nach Unparteilichkeit bedeutet, daß der Sachverständige unvoreingenommen an die Untersuchung herangeht und daß er sich seine Objektivität auch im Laufe des Verfahrens bewahrt (Blau, 1962; Ponsold, 1969). Schon der Anschein der Parteilichkeit kann zur Ablehnung führen. Der Sachverständige darf sich nicht mit der Rolle eines der Prozeßbeteiligten (z. B. der Staatsanwaltschaft als Ermittlungsbehörde) identifizieren oder einseitig besonders günstige oder ungünstige Punkte in den Vordergrund stellen (Peters, 1967). Sie bedeutet auch, daß er notfalls sein Gutachten revidieren muß. Der Sachverständige darf keine sachfremden Gesichtspunkte einfließen lassen, etwa ein besonderes Mitgefühl für den Täter oder Vorurteile gegen ihn. An dieser Stelle zeigt sich das Spannungsverhältnis, in dem der psychiatrische Sachverständige stehen kann, besonders deutlich: Obwohl seine eigentliche ärztliche Aufgabe darin besteht, dem Menschen zu helfen, gerät er häufig in die Situation, den Probanden „belasten" zu müssen. Ist er jedoch diesen durch seine Pflichten als Sachverständiger an ihn gestellten Forderungen nicht gewachsen, sollte er um Entbindung als Sachverständiger bitten (s. auch oben I., 2.3.).

2.6.2.3. Form und Inhalt des Gutachtens. Während im Zivilprozeß bei Einvernehmen der Parteien ein schriftliches Gutachten genügen kann, muß im Strafverfahren wegen des Prinzips der Mündlichkeit und der Unmittelbarkeit das Gutachten in der

Hauptverhandlung mündlich vorgetragen werden (s. u. 2.6.2.4.). Lediglich im Vor- und Zwischenverfahren darf sich der Auftraggeber mit einem *schriftlichen Gutachten* begnügen (Peters, 1966). In der Praxis der psychiatrischen Gutachtenerstattung wird dagegen fast immer sowohl ein (vorläufiges) schriftliches als auch — später in der Hauptverhandlung — ein mündliches Gutachten erstattet. Dies ist sachgerecht, da eine psychiatrische Begutachtung regelmäßig so umfangreich ist, daß das Gericht überfordert wäre, wollte es das ihm fehlende Fachwissen als eine der Unterlagen für sein Urteil allein aus dem mündlich vorgetragenen Gutachten erwerben. Wenn nämlich schon wegen der Schwierigkeit des Falles ein psychiatrischer Sachverständiger zugezogen wird, so ist das Gericht kaum in der Lage, das Gutachten zu würdigen, falls es erst in der Hauptverhandlung vorgetragen wird (Lürken, NJW 1968, 1165). Hier dient das schriftliche Gutachten zur Vorbereitung des Richters auf die Verhandlung und als Gedächtnisstütze. Es ist aber immer nur vorbereitend und vorläufig (Jessnitzer, 1963; Langelüddeke, 1970) — was auch in der Überschrift zum Ausdruck kommen sollte.

Aus dem Gutachten müssen stets die *tatsächlichen Voraussetzungen,* von denen es ausgeht (Peters, 1966), ersichtlich sein, so daß dem Richter eine Nachprüfung auf deren Richtigkeit möglich ist.

Dies gilt auch für den *Akteninhalt,* der dem Auftraggeber ja bekannt ist (Jessnitzer, 1963; Ponsold, 1967; Thomae, 1967; kritisch Sarstedt, NJW 1968, 180), der aber dennoch insoweit möglichst kurz zusammengefaßt darzustellen ist, als das Gutachten sich auf in den Akten enthaltene Tatsachen stützt oder die Akteninformationen für das Ziel der Begutachtung von besonderer Bedeutung sind (Karpinski, 1968; Lürken, 1968; vgl. zudem Ponsold, 1966; Thomae, 1967). Dadurch hat das Gericht eine gewisse Kontrolle darüber, ob der Sachverständige evtl. wesentliche Tatsachen bei seinem Gutachten nicht verwertet hat.

Auch die bei der Begutachtung angewandten *Methoden* sind dem Gericht darzulegen. Dabei genügt im streng naturwissenschaftlichen Bereich ein Hinweis auf die Prinzipien bzw. die einzelnen vorgenommenen Untersuchungen (z. B. Arten der Laboruntersuchungen, EEG usw.). Gegebenenfalls ist eine Begründung zu dem Verzicht auf üblicherweise angewandte Untersuchungen bzw. Methoden angezeigt (Göppinger, 1961; Peters, 1967; Wüst, 1968).

Differenzierter sind dagegen die bei der Erhebung des psychischen Befundes angewandten Methoden zu beschreiben, wobei eindeutig erkennbar sein muß, welche Befunde auf unmittelbarer Tatsachenfeststellung und welche auf Interpretationen von eigenen Tatsachenfeststellungen beruhen. Dies gilt auch für psychologische Tests. Sichtbar zu trennen sind darüber hinaus Befund und Diagnose sowie ärztliche Beurteilung einerseits und Bewertung hinsichtlich der Beweisfrage andererseits (Blau, 1962; Langelüddeke, 1971; Stransky, 1962; vgl. im einzelnen oben I., 2.2.2. u. 2.3.).

Soweit außerhalb der Praxis bzw. des Klinikbereiches des Sachverständigen (s. o. 2.6.1.3.) fachfremde Personen oder Kollegen herangezogen worden sind, z. B. für die Laboruntersuchungen, ist dies im Gutachten ebenso kenntlich zu machen wie die Zuziehung von Hilfspersonen.

Zusatzgutachten müssen ebenfalls als solche erkennbar sein. Entscheidend ist jedoch das *Hauptgutachten,* in dem etwaige Zusatzgutachten berücksichtigt und ihrer Bedeutung für die Aussagen entsprechend gewichtet sein müssen. Für das Gericht haben solche Zusatzgutachten nur den Charakter von tatsächlichen Voraussetzungen, die die Grundlage des Hauptgutachtens bilden. Freilich kann auch einmal eine Hilfsperson, die ein Zusatzgutachten erstattet hat, als Sachverständiger (oder Zeuge) unmittelbar vernommen werden.

Eine Beifügung der vom Sachverständigen angefertigten Unterlagen (Tonbandaufnahmen der Exploration, Testprotokolle usw.) ist in aller Regel entbehrlich (hierzu: Blau, 1962; Kremeier, 1960; Müller-Luckmann, 1962; Undeutsch, 1954; Wüst, 1968).

Doch sollte der Sachverständige dieses Material bereithalten, um es dem Auftraggeber auf entsprechende Aufforderung vorlegen zu können.

2.6.2.4. Mündlicher Vortrag des Gutachtens. Für die Beweiserhebung relevant ist aufgrund des Mündlichkeits- und Unmittelbarkeitsprinzips (s. o.) letztlich nur das *mündlich vorgetragene Gutachten,* das je nach Situation mit dem schriftlichen identisch ist oder in gekürzter Form den Inhalt des schriftlichen wiedergibt oder aber aufgrund neuer oder veränderter Tatsachen, die während der Hauptverhandlung bekannt wurden, das schriftliche Gutachten ergänzt, berichtigt oder auch ganz von diesem abweicht. Im Falle einer solchen veränderten Stellungnahme sollte der Sachverständige den Richter ausdrücklich darauf hinweisen und ihm die Gründe dafür darlegen (vgl. Blau, 1962; BGHSt 8, 113/116).

Über die Gutachtenerstattung hinaus wird der Sachverständige in der Hauptverhandlung möglicherweise auch zu Fachfragen gehört, zu denen er sich im schriftlichen Gutachten nicht geäußert hat. Die Vernehmung in der Hauptverhandlung erstreckt sich nämlich auf alle beweisbedürftigen Fragen, auch wenn weder im Auftrag bei der Bestellung noch in der Ladung zum Termin darauf hingewiesen worden war (Peters, 1966).

Allerdings sind auch hier die Grenzen seiner Aussagepflicht als Sachverständiger durch die Grenzen seines Sachgebietes gesetzt. Gerade in der mündlichen Verhandlung wird ein Sachverständiger nicht selten mit Fragen konfrontiert, die er auf dem Boden der Psychiatrie als Erfahrungswissenschaft überhaupt nicht beantworten kann. Trotzdem macht mancher unerfahrene oder auch übereifrige Sachverständige darüber Aussagen. Damit verstößt er jedoch nicht nur gegen seine Sachverständigenpflichten und disqualifiziert sich als Sachverständiger, sondern er macht sich unter Umständen auch einer Falschaussage vor Gericht oder einer Eidesverletzung schuldig (s. u. 2.6.5.).

Das mündliche Gutachten wird in der Regel weniger umfangreich sein als das schriftliche, schon weil der Aktenauszug und weitgehende Angaben zur Lebensgeschichte entfallen. Es sollte eine gedrängte Zusammenfassung der Befunde bringen und die für die Beweisfrage relevanten Schwerpunkte herausstellen (Stransky, 1962). Das Gutachten soll wissenschaftliche Fachausdrücke, soweit diese unentbehrlich sind, möglichst allgemeinverständlich erläutern, so daß es auch für Laien — und dazu gehört in diesem Fall auch der Richter — verständlich ist (Langelüddeke, 1971; kritisch Leferenz, 1962). Dabei muß der Sachverständige stets davon ausgehen, daß ein Laie vorweg häufig völlig unzutreffende vorgefaßte Meinungen bzw. Vorstellungen über psychische Zusammenhänge hat.

Es wird immer wieder auf die Schwierigkeiten und Mißverständnisse zwischen Richter und psychiatrischem Sachverständigen hingewiesen, die auf der *unterschiedlichen Denk- und Arbeitsweise* der Disziplinen Rechtswissenschaft und Psychiatrie beruhen (ausführlich Leferenz, 1962). Der Psychiater als Erfahrungswissenschaftler konzentriert sich auf das „Sein" des Menschen; er beobachtet, stellt fest und beschreibt. Der Richter dagegen bewertet einen bestimmten Sachverhalt und das menschliche Verhalten, indem er sie an den Sollensnormen der Rechtsordnung mißt. Die mit der Erstattung eines Gutachtens im streng erfahrungswissenschaftlichen Bereich zusammenhängenden Probleme sind ihm schon von seiner Ausbildung her nicht oder kaum vertraut, und er vermag sich bisweilen nur schwer in die Prinzipien seinswissenschaftlicher Methoden einzudenken. So besteht auch die Gefahr, daß er sich durch eine logische Konstruktion (die aber nicht auf erfahrungswissenschaftlicher Erkenntnis beruht) eher überzeugen läßt als durch sachlich vorgetragene Tatsachen, bei denen vieles nicht aufgeht.

Eine weitere Schwierigkeit liegt auf einer ganz anderen Ebene. Dies trifft nicht nur das Verhältnis Richter/Sachverständiger, sondern auch — oft noch deutlicher — das Verhältnis Richter/Zeuge oder Richter/Angeklagter. Es handelt sich dabei um die Feststellung der für den juristischen Tatbestand relevanten Fakten bei der Beweiserhebung. Der Richter muß genau prüfen, ob ein Tatbestand erfüllt ist. Dabei erstrecken sich seine Erhebungen auf die einzelnen Kriterien des Tatbestandes, wie sie sich aus dem Wortlaut des Gesetzes oder dessen Interpretation ergeben.

Er stellt daher häufig Fragen, die der nicht Rechtskundige oft ganz anders versteht als sie im Hinblick auf juristisch relevante Fakten im Zusammenhang mit Tatbestandsmerkmalen gemeint sind. Dadurch kommt es bisweilen zu einer *Argumentation auf zwei Ebenen*, ohne daß es von den Beteiligten bemerkt wird, was aber zu erheblichen und unter Umständen folgenschweren Irrtümern führen kann.

2.6.3. Anwesenheitspflicht in der Hauptverhandlung

Aus dem Prinzip der Mündlichkeit und Unmittelbarkeit ergibt sich die Pflicht des Sachverständigen, in der Hauptverhandlung persönlich anwesend zu sein. Er hat daher nach „ordnungsgemäßer Ladung" in der Hauptverhandlung zum festgesetzten Termin zu erscheinen (§§ 72, 51 StPO und §§ 402, 380 ZPO; dazu Jessnitzer, 1963; Peters, 1966).

Die Ladung selbst kann erfolgen durch den Staatsanwalt (§§ 72, 48, 214 Abs. 1 StPO) oder durch das Gericht (§ 214 Abs. 1 StPO), durch Privatkläger (§§ 386, 220 StPO), den Nebenkläger (§§ 397, 386, 220 StPO) oder den Angeklagten selbst (§ 220 Abs. 1 StPO).

Sofern sie vom Gericht oder der Staatsanwaltschaft ausgeht, kann sie formlos erfolgen (§ 214 StPO; Wüst, 1968). Die Ladung durch den Angeklagten muß dagegen förmlich durch den Gerichtsvollzieher zugestellt werden (§§ 38, 220 StPO). Erscheint der Sachverständige ohne Ladung (etwa auf Anregung des Angeklagten) in der Hauptverhandlung, so ist das Gericht nicht verpflichtet, ihn zu vernehmen; er ist — als „gestellter Sachverständiger" — kein „präsentes Beweismittel" i. S. des § 245 StPO. Einen Antrag auf Vernehmung des Sachverständigen kann in diesem Fall das Gericht gemäß § 244 Abs. 3, 4 StPO zurückweisen (hierzu s. auch oben 2.5.1.).

Falls das Gutachten von einer kollegialen Fachbehörde erstattet wurde (Blau, 1962), genügt es, wenn nach entsprechender gerichtlicher Anordnung ein Mitglied dieser Behörde mit der Vertretung des Gutachtens in der Hauptverhandlung beauftragt wird (§ 256 Abs. 2 StPO). Sofern die Voraussetzungen des § 223 StPO vorliegen, ist die kommissarische Vernehmung durch einen ersuchten oder beauftragten Richter zulässig.

Im Zivilprozeß erfolgt die Ladung schriftlich (Jessnitzer, 1963).

Erscheint der Sachverständige trotz Verpflichtung und ordnungsmäßiger Ladung nicht und hat er auch kein Recht zur Verweigerung des Gutachtens (s. o. 2.6.1.2.), so sind die gleichen Zwangsmaßnahmen wie bei der Verweigerung der Gutachtenerstattung (§ 77 StPO, § 409 ZPO, s. o. 2.6.1.2.) anwendbar.

Vor Erstattung seines Gutachtens hat der Sachverständige die allgemeinen Fragen nach den persönlichen Verhältnissen zu beantworten (§§ 68, 72 StPO). Daran schließt sich das Gutachten an, das zusammenhängend zu erstatten und gegebenenfalls auf entsprechende Fragen des Vorsitzenden zu ergänzen ist (§§ 69, 72 StPO).

Danach können der Angeklagte, sein Verteidiger, der Staatsanwalt und die beisitzenden Richter Fragen an den Sachverständigen richten (§ 240 StPO). Schließlich wird der Sachverständige nach dem Ermessen des Gerichts (meist nicht) vereidigt. Auf Antrag des Staatsanwalts, des Angeklagten oder des Verteidigers ist er zu vereidigen (§ 79 StPO).

Die Vernehmung selbst liegt in der Hand des Vorsitzenden (§ 238 Abs. 1 StPO). Nur bei dem — in der Praxis sehr selten vorkommenden — Kreuzverhör wird der Sachverständige von Staatsanwalt und Verteidiger vernommen (§ 239 StPO). Diese Vernehmungsart ist nur bei denjenigen Sachverständigen zulässig, die von der Staatsanwaltschaft oder dem Angeklagten benannt worden sind.

Während die Zeugen einzeln und in Abwesenheit der später zu Hörenden vernommen werden (um zu vermeiden, daß sie ihre Aussagen aufeinander abstimmen), ist der Sachverständige auch bei der Vernehmung von Zeugen zugegen.

Wenn zwei oder mehrere Sachverständige zugezogen sind, bleibt der eine Sachverständige bei der Vernehmung eines anderen anwesend, um auch zu dessen Gutachten Stellung nehmen zu können.

Grundsätzlich bleibt der vom psychiatrischen Sachverständigen begutachtete Angeklagte während der Erstattung des mündlichen Gutachtens im Gerichtssaal. Das Gericht kann ihn jedoch während der Dauer von Erörterungen über seinen körperlichen oder geistigen Zustand aus dem

Sitzungszimmer entfernen, wenn ein erheblicher Nachteil für seine Gesundheit zu befürchten ist (§ 247 StPO). Der Gutachter sollte gegebenenfalls das Gericht um eine entsprechende Anordnung bitten. Nach der Rückkehr des Angeklagten in den Gerichtssaal hat der Vorsitzende den Angeklagten allerdings über den wesentlichen Inhalt des in seiner Abwesenheit Verhandelten zu unterrichten (§ 247 Abs. 1 Satz 3 StPO, s. auch Göppinger, 1954 b).

Da sich die Beweisaufnahme auf alle präsenten Beweismittel erstreckt (§ 245 StPO), kann sich die Anwesenheitspflicht des Sachverständigen unter Umständen bis zur Urteilsverkündung ausdehnen.

Die Tatsache, daß sich ein Prozeß über Monate und Jahre hinziehen kann, es aber nicht vertretbar ist, daß nicht hauptberuflich tätige Sachverständige so lange von der Wahrnehmung ihrer sonstigen Pflichten (z. B. als Klinikdirektor) abgehalten werden, macht die Anwesenheitspflicht des Sachverständigen für die gesamte Dauer der Verhandlung problematisch. Diese Frage ist im Gesetz nicht geregelt. § 76 Abs. 1, 2 StPO trifft lediglich eine Bestimmung für die völlige Entbindung von der Verpflichtung der Gutachtenerstattung. Auch § 243 StPO gibt zu dieser Frage keinen Hinweis. Andererseits ist der Sachverständige keine „Person, deren Anwesenheit das Gesetz vorschreibt" (§ 338 Ziff. 5 StPO).

Die Frage der notwendigen Anwesenheit eines Sachverständigen entscheidet sich an dem Umfang der Informationen, die er benötigt, um sein Erfahrungswissen richtig anwenden und dem Gericht übermitteln zu können.

Dabei kann die Anwesenheit gerade des psychiatrischen Sachverständigen in der Hauptverhandlung auch über längere Zeit hinweg unabdingbar sein. Das ist z. B. dann der Fall, wenn der Sachverständige zur Begutachtung des Angeklagten noch dessen Verhalten in der Prozeßsituation im Längsschnitt zur Abrundung des psychopathologischen Bildes beobachten will oder wenn die Aussagen (evtl. auch Befragung durch den Sachverständigen — s. o.) zahlreicher Zeugen erst das Hintergrundwissen für die Beurteilung der Persönlichkeit zur Zeit der Tat zu vermitteln vermögen.

Doch selbst in diesen Fällen wird die ständige Anwesenheit des Sachverständigen nicht immer notwendig sein. Das gleiche gilt, wenn mehrere psychiatrische Sachverständige in der Hauptverhandlung anwesend sind.

Das Gericht wird diese Gesichtspunkte abzuwägen und bei der Frage der Entlassung des Sachverständigen dessen Interessen weitgehend zu berücksichtigen haben. Seine Anwesenheit wird es daher — nach Rücksprache mit ihm — nur so lange fordern, als sie aus der Sicht des Richters und des Sachverständigen unbedingt notwendig ist. Das Gericht kann sich auch darauf beschränken, die Anwesenheit des Sachverständigen nur bei den wichtigsten Sitzungsterminen zu bestimmen, etwa bei der Vernehmung der Hauptbelastungszeugen.

Die Entscheidung über die Entlassung des Sachverständigen obliegt allein dem Vorsitzenden, da diesem die Verhandlungsleitung zusteht (§§ 238 Abs. 1; 248 StPO). Allerdings kann der Sachverständige sehr wohl nach Erstattung seines Gutachtens das Gericht um seine Entlassung bitten.

Entläßt der Vorsitzende den Sachverständigen, so hat er zuvor die übrigen Prozeßbeteiligten zu hören (§ 248 S. 2 StPO). Ob ein Verstoß gegen diese Anhörungspflicht, die die Interessen der Beteiligten wahren soll, ein Revisionsgrund ist, bleibt umstritten; in der Regel dürfte dies nicht der Fall sein (s. dazu ausführlich Kleinknecht, Anm. 3 zu § 248 StPO; Eb. Schmidt 57 Rn. 3 zu § 248 StPO).

2.6.4. Geheimhaltungspflicht

Verhandlungen vor deutschen Gerichten sind grundsätzlich öffentlich, wenn es sich um ein erkennendes Gericht handelt (§ 169 Satz 1 GVG). Daher können die Gutachten jedes Sachverständigen insoweit der Öffentlichkeit zugänglich werden. Dieser Grundsatz kennt verschiedene Ausnahmen. So gibt es nichtöffentliche Verhandlungen, etwa in Jugendgerichtsverfahren (§ 48 JGG), in Ehe- und Kindschaftssachen (§ 170 GVG), in Entmündigungssachen (§ 171 Abs. 2 GVG) und in Verfahren zahlreicher Nebengesetze (z. B. § 73 BDO, § 101 WDO, § 135 BRAO).

Darüber hinaus kann die Öffentlichkeit bei Vorliegen besonders geregelter Gründe ausgeschlossen werden. Dies gilt bei Entmündigungssachen wegen Geisteskrankheit oder -schwäche für die Dauer der Vernehmung des Entmündigten oder ständig auf Antrag der Parteien (§ 171 Abs. 1 GVG), bei Unterbringungssachen für die ganze Hauptverhandlung oder Teile davon (§ 171 a GVG) und bei Gefährdung der öffentlichen Ordnung, insbesondere bei Gefährdung der Staatssicherheit, der Sittlichkeit oder eines wichtigen Geschäfts- oder Betriebsgeheimnisses (§ 172 GVG).

Bei Ausschluß der Öffentlichkeit wegen Gefährdung der Staatssicherheit oder eines Geschäfts- oder Betriebsgeheimnisses kann das Gericht den anwesenden Personen die Geheimhaltung von solchen Tatsachen zur Pflicht machen, die ihnen durch die Verhandlung oder durch Einblicknahme in amtliche Schriftstücke zur Kenntnis gelangt sind (§ 174 Abs. 2 a. F.; jetzt Abs. 3 n. F. GVG).

Die Auferlegung der Geheimhaltungspflicht nur in besonderen Fällen kann jedoch nicht bedeuten, daß der Sachverständige ansonsten Tatsachen weiterverbreiten dürfte, die ihm in nichtöffentlicher Verhandlung bekannt geworden sind (Jessnitzer, 1963). Vielmehr ist er — wie die anderen Gerichtspersonen — zur Geheimhaltung all der Tatsachen verpflichtet, die er in nichtöffentlicher Verhandlung erfährt, wobei auch das Ermittlungsverfahren und die Voruntersuchung einzubeziehen sind. Hierfür bestimmt Artikel 2 des „Gesetzes betreffend die unter Ausschluß der Öffentlichkeit stattfindenden Gerichtsverhandlungen" vom 5. 4. 1888 (RGBl. S. 133) mit Änderung vom 25. 6. 1969 (BGBl. I S. 645): „Wer die nach § 174 Abs. 2 des GVG ihm auferlegte Pflicht der Geheimhaltung durch unbefugte Mitteilung verletzt, wird mit Geldstrafe oder mit Freiheitsstrafe bis zu 6 Monaten bestraft."

In den übrigen Fällen drohen dem Sachverständigen bei Verletzung seiner Geheimhaltungspflicht zivilrechtliche Unterlassungs- und Schadenersatzansprüche des Geschädigten (Jessnitzer, 1963; RG HRR 1929, 1094).

2.6.5. Eid

2.6.5.1. Sachverständigeneid. Auf entsprechenden Beschluß des Vorsitzenden ist der Sachverständige zur Beeidigung des Gutachtens verpflichtet (§ 79 Abs. 1 StPO).

Dies ist zwar nicht ausdrücklich im Gesetz geregelt (§§ 70, 77 StPO und §§ 390, 409 ZPO), doch wird nach allgemeiner Rechtsansicht der Sachverständige für verpflichtet gehalten, den Eid zu leisten, wenn dieser von ihm gefordert wird und ihm ein Verweigerungsrecht (§ 72 StPO; § 408 ZPO) nicht zusteht (Jessnitzer, 1963). Es ergibt sich dies aus der Bestimmung des § 79 Abs. 1 S. 1 StPO, der dem Gericht die Möglichkeit gibt, den Sachverständigen nach pflichtgemäßen Ermessen zu verteidigen, und aus der Bestimmung des § 79 Abs. 1 S. 2 StPO, wonach das Gericht die Vereidigung vornehmen muß, wenn der Staatsanwalt, der Angeklagte oder sein Verteidiger, ein Privat- oder ein Nebenkläger einen entsprechenden Antrag stellen.

Im streitigen Zivilverfahren ist eine Vereidigung nur dann erforderlich, wenn die Bedeutung des Gutachtens diese notwendig erscheinen läßt und die Parteien darauf nicht verzichten (§§ 391, 402 ZPO). — Soweit der Untersuchungsgrundsatz gilt (wie im Verwaltungsgerichtsverfahren oder in Ehe-, Kindschafts- und Entmündigungssachen), ist der Verzicht der Parteien unbeachtlich, so daß die Frage der Vereidigung wiederum vom Gericht nach pflichtgemäßem Ermessen zu entscheiden ist (§§ 391, 617, 640, 670, 684, 686 ZPO).

Dies ist in Verfahren vor den Arbeits- und Sozialgerichten sowie für die freiwillige Gerichtsbarkeit ausdrücklich festgelegt (§ 58 Abs. 2 ArbGG; § 202 SGG; § 15 Abs. 1 Satz 2 FGG).

Im Verfahren vor dem Jugendgericht schließlich kann von einer Vereidigung immer Abstand genommen werden (§ 49 Abs. 1 u. 2 JGG).

In allen diesen Verfahren bleibt die Pflicht des Sachverständigen zur Eidesleistung bestehen, wenn das Gericht den Eid für erforderlich hält, es sei denn, der Sachverständige könnte sich auf ein Verweigerungsrecht berufen.

Ist der Sachverständige für die Erstattung von psychiatrischen Gutachten im allgemeinen vereidigt, so genügt die Berufung auf den geleisteten Eid (§ 79 Abs. 3 StPO; § 410 Abs. 2 ZPO). Der Vorsitzende ist aber nicht daran gebunden; er kann den Sachverständigen außerdem in der konkreten Sache vereidigen (s. Kleinknecht, 1970, Anm. 3 zu § 79 StPO; Eb. Schmidt, 1957, Rn. 1 zu § 79 StPO; z. T. abweichend Jessnitzer, 1963). Gehört die Gutachtenerstattung zu den Dienstpflichten des Psychiaters (etwa bei Amtsärzten), so genügt auch die Berufung auf den Diensteid (Jessnitzer, 1963; Kleinknecht, 1970, Anm. 1 zu § 79 StPO; RGSt 42, 369).

Während in den Verfahren nach der Zivilprozeßordnung der Eid sowohl vor als auch nach der Erstattung des Gutachtens geleistet werden kann (§ 410 Abs. 1 ZPO), ist im Strafverfahren der Nacheid zwingend vorgeschrieben (§ 79 Abs. 2, 1. Halbsatz StPO). Der Eid geht dahin, daß der Sachverständige sein „Gutachten unparteiisch und nach bestem Wissen und Gewissen erstattet habe" (§ 79 Abs. 2 StPO; § 410 Abs. 1 Abs. 2 ZPO). Er bezieht sich nur auf das Gutachten, nicht etwa auch auf die generellen Fragen und die Personalien des Sachverständigen (Kleinknecht, 1970, Anm. 2 zu § 79 StPO; Eb. Schmidt, 1957, Rn. 6 zu § 79 StPO).

Der Sachverständigeneid deckt die vorbereitende Tätigkeit des Sachverständigen und die festgestellten Anknüpfungstatsachen, soweit es sich um Befundtatsachen handelt (s. o. 2.6.2.1.).

Nach der früher herrschenden Meinung in Lehre und Rechtsprechung sollten auch solche Tatsachen vom Sachverständigeneid erfaßt werden, die unabhängig vom Gutachten bekannt wurden, womöglich schon vor dem Verfahren oder vor der Beauftragung beobachtet wurden, sofern sie zur Beurteilung mitverwertet wurden (RGSt 42, 437/438 ff.; 69, 97; Eb. Schmidt, 1957, Rn. 8 zu § 79 StPO). Heute hat sich in der Literatur die Ansicht durchgesetzt, daß Tatsachen, die der Sachverständige unabhängig von dem richterlichen Gutachtenauftrag beobachtet und erhoben hat, die also zur Begründung des Gutachtens nicht erforderlich sind, nicht vom Sachverständigeneid umfaßt werden (Kleinknecht, 1970, Anm. 2 zu § 79 StPO; Eb. Schmidt, 1957, Rn. 8 zu § 79 StPO und Nachtrag 1967, Rn. 6 ff. zu § 79 StPO). Damit wird eine scharfe Trennung und Abgrenzung zwischen Sachverständigem einerseits und sachverständigem Zeugen bzw. Zeugen andererseits gewährleistet (s. o. 2.4.2.).

Die Folgen der Eidesverweigerung sind die gleichen wie bei der Verweigerung der Gutachtenerstattung, wenn der Sachverständige zu dieser verpflichtet ist (Kleinknecht, 1970, Anm. 1 zu § 77 StPO; a. A. offenbar Peters, 1966).

2.6.5.2. Zeugeneid. Stellt der psychiatrische Sachverständige im Laufe der Untersuchung sog. „Zusatztatsachen" fest, die er unabhängig und außerhalb seines Gutachtenauftrages wahrgenommen hat (s. o. 2.6.2.1.), so sind diese im Gegensatz zu den Befundtatsachen nicht vom Sachverständigeneid erfaßt. Damit sie das Gericht dennoch verwerten kann, müssen sie in anderer Weise in das Verfahren eingeführt werden. Dies erfolgt durch Vernehmung des Sachverständigen als Zeugen, wenn dieser die Tatsachen selbst wahrgenommen hat. Sind ihm diese Tatsachen jedoch durch eine dritte Auskunftsperson vermittelt worden, könnte ebenfalls der Sachverständige, aber auch die Auskunftsperson als Zeuge gehört werden.

Die Aussage über solche Zusatztatsachen machen den Sachverständigen zum Zeugen (BGHSt 9, 291; 11, 97; 13, 1 u. 250; 18, 107). In diesem Fall kommt dem Sachverständigen eine Doppelrolle zu: Als Sachverständiger handelt er einerseits im Auftrag des Gerichts, um diesem sein spezielles Fachwissen zur Verfügung zu stellen, als Zeuge berichtet er über eigene Wahrnehmungen, die er dem Gericht mitteilt (s. o. 2.4.2.). Wird der Sachverständige nunmehr als Zeuge vernommen, treffen ihn alle Rechte und Pflichten des Zeugen. Er hat eine Aussagepflicht, wenn ihm kein Zeugnisverweigerungsrecht zusteht (§§ 52—53 a StPO, s. o. 2.6.1.2.). Bezüglich seiner Aussage als Zeuge hat der Sachverständige den Zeugeneid (§§ 59, 66 c StPO) zu leisten (daß er „nach bestem Wissen die reine Wahrheit gesagt und nichts verschwiegen" hat).

Dabei sind die Vereidigungsverbote, die Gründe für ein Absehen von der Vereidigung und die Eidesverweigerungsrechte (§§ 60—63 StPO) voll anwendbar. Auch können gegen den Gutachter in diesen Fällen die Zwangsmittel entsprechend § 70 StPO bei grundloser Zeugnis- oder Eidesverweigerung angewendet werden.

Dies bedeutet, daß er in solchen Fällen eigentlich zwei Eide leisten muß, den Zeugeneid (§ 66 c StPO) und den Sachverständigeneid (§ 79 StPO). Wird nur ein Eid geleistet, so deckt nach herrschender Meinung im Strafverfahren der Zeugeneid auch das Gutachten (Jessnitzer, 1963 und die dort mitgeteilten Nachweise; Kleinknecht, 1970,

Anm. 2 zu § 79 StPO), nicht aber im Zivilprozeß (Jessnitzer, 1963 mit weiteren Nachweisen). Falls die von ihm festgestellten Zusatztatsachen nicht im Gutachten enthalten sind, braucht der Sachverständige allerdings nicht von sich aus darauf hinzuweisen, daß er solche Zusatztatsachen festgestellt hat (Peters, 1967).

Anders dagegen ist es mit früheren bzw. anderen Straftaten, die er — falls vom Probanden nicht ausdrücklich gewünscht — dem Gericht von sich aus als Zusatztatsache nicht mitzuteilen braucht.

Da die Befundtatsachen (s. o. 2.6.2.1.) regelmäßig durch den Sachverständigeneid gedeckt sind, wird es bei einem Sachverständigen, der sich streng an die Grenzen seines Gutachtenauftrages hält, selten zu einer zusätzlichen Vernehmung als Zeuge und entsprechender Vereidigung kommen.

2.7. Rechte und Befugnisse des Sachverständigen (gegenüber Gericht oder Staatsanwaltschaft)

2.7.1. Unterrichtung

Das Recht des psychiatrischen Sachverständigen auf Unterrichtung zur Vorbereitung und Anfertigung des Gutachtens (vgl. Peters, 1966) beruht auf § 80 StPO.

Diese Bestimmung ist jedoch als „Kann"-Vorschrift gefaßt. Danach könnte der Richter dem Sachverständigen die Vernehmung der Zeugen oder des Beschuldigten zur weiteren Aufklärung verweigern (Kleinknecht, 1970, Anm. 2 zu § 80 StPO; Peters, 1966). Da der Sachverständige aber keine Angaben verwenden darf, die nicht in justizförmiger Weise erhalten wurden, ist diese Folgerung kaum haltbar. Der Sachverständige muß ein vollständiges Gutachten „nach bestem Wissen und Gewissen" erstatten. Benötigt er hierzu Angaben der Zeugen usw., ohne die er sein Gutachten nicht ordnungsgemäß anfertigen kann, so muß das Gericht ihm auch diese Unterrichtung ermöglichen. Geschieht dies nicht, so wird der psychiatrische Sachverständige sein Gutachten nicht erstatten können (s. auch o. 2.6.2.1.). Das Ermessen des Gerichts wird daher durch die Pflicht zur Wahrheitsermittlung erheblich eingeengt (Blau, 1962; Eb. Schmidt, 1957, Rn. 2 zu § 80 StPO). Daraus ergibt sich jedoch kein selbständiger Anspruch des Sachverständigen, wenngleich die sachlich und damit auch aus prozessualen Gründen bedingte Notwendigkeit der Unterrichtung praktisch zu einer Ermessensbindung und damit nahe an ein Recht auf Unterrichtung heranrücken kann. (Peters, 1967).

Bei der Frage, wie weit dieses Recht geht, ist besonders der Fall der Akteneinsicht umstritten. Die einen (Lürken, NJW 1968; Peters, 1967; Sarstedt, 1968) wollen das Recht auf Unterrichtung weitgehend auf ein Anwesenheits- und Fragerecht bei der richterlichen Vernehmung (§ 80 Abs. 1 u. 2 StPO) beschränkt wissen; Sarstedt (1968) warnt sogar davor, dem Sachverständigen die Akten zu überlassen, und verweist auf die Möglichkeit, dem Sachverständigen eine einfache Frage vorzulegen oder ihm eine kurze Sachdarstellung zu geben.

Auf der anderen Seite wird mit Recht die Notwendigkeit einer mehr oder weniger uneingeschränkten Akteneinsicht durch den Sachverständigen anerkannt (Blau, 1962; Karpinski, 1968; Kremeier, 1960; Kuhns, 1958; Rauch, 1968).

Es ist zwar nicht zu verkennen, daß sich im Einzelfall die Übersendung der gesamten Akten auch ungünstig auswirken kann. So könnte etwa der Sachverständige einseitig in einer bestimmten Richtung beeinflußt werden (Peters, 1966; Wüst, 1968). Diese Gefahr ist jedoch nicht größer als beim Richter, der die Akten ebenfalls vor der Hauptverhandlung kennt.

Des weiteren könnte in unzulässiger Weise Tatsachenmaterial im Urteil verwertet werden, das nicht in der Hauptverhandlung zur Sprache gekommen ist, indem das Gutachten auf den Akteninhalt (etwa der Aussage eines in der Hauptverhandlung das Zeugnis verweigernden Zeugen) aufbaut und das Urteil wiederum auf dem Gutachten. Dies würde aber letztlich stets auf eine Unterlassung des Richters zurückgehen, der es versäumt, den Sachverständigen darauf hinzuweisen, daß er im Gutachten bestimmte Tatsachen nicht (mehr) oder nur mit Vorbehalt verwerten dürfe und er zudem selbst ein solches Gutachten als Beweisunterlage nicht verwenden darf.

Für eine weitgehende Akteneinsicht durch den psychiatrischen Sachverständigen sprechen jedoch gewichtige Gründe. Der Verpflichtung des Sachverständigen zur Beschaffung von Anknüpfungstatsachen (Jessnitzer, 1963; Kleinknecht, 1970, Anm. 1 B zu § 72 StPO) muß als Korrelat eine Befugnis auch zur Akteneinsicht entsprechen. Unter diesem Aspekt ist Nr. 52 der Richtlinien für das Strafverfahren zu sehen, die ausdrücklich bestimmt, daß dem (psychiatrischen) Sachverständigen, der den Beschuldigten in einem Psychiatrischen Landeskrankenhaus (früher: Heil- oder Pflegeanstalt) auf seinen Geisteszustand hin untersuchen soll, „ausreichende Zeit vorher die Akten und Beiakten, besonders Akten früherer Straf- und Ermittlungsverfahren, Akten über den Aufenthalt in Gefängnisanstalten oder in Heil- oder Pflegeanstalten (mit Krankenblättern), Entmündigungs-, Pflegschafts-, Ehescheidungs- und Rentenakten zugänglich zu machen“ sind. Das in dieser Vorschrift ausgesprochene Prinzip hat allgemeine Geltung über den Wortlaut und den Anwendungsbereich hinaus nicht nur für den Fall, daß die Staatsanwaltschaft Auftraggeberin ist, sondern auch, wenn das Gericht ein Gutachten einholt, und zwar nicht nur bei stationärer Begutachtung des Beschuldigten, sondern auch bei ambulanter psychiatrischer Untersuchung von Beschuldigtem und Zeugen. Die Zurückhaltung, die bei der Aktenübersendung an Sachverständige anderer Fachbereiche angebracht sein mag, gilt nicht für den psychiatrischen Sachverständigen. Eine ordnungsgemäße psychiatrische Begutachtung dürfte aufgrund des Untersuchungsgegenstandes, der Untersuchungsmethoden und nicht zuletzt der dort relevanten Beweisfragen ohne eine solche Akteneinsicht meist unmöglich sein, zumindest in der Form, zu der der Sachverständige laut Gesetz (Eidesformel, s. o. 2.6.5.) verpflichtet ist (Einzelheiten hierzu s. o. 2.6.1. und 2.6.2. sowie I., 2.1.1., 2.3.). Soll dieser seinen Auftrag ordnungsgemäß erfüllen und z. B. darüber Auskunft geben, in welchem psychischen Zustand sich der Angeklagte zum Zeitpunkt der Tat befand, so kann er dies nur, wenn er alle dem Gericht in diesem Verfahren vorliegenden schriftlichen Unterlagen benutzen darf (Rauch, 1968). Andernfalls kann er nur ein Zustandsbild des Probanden zum Untersuchungszeitpunkt geben, womit aber dem Auftraggeber in der Regel nicht gedient ist (s. o.).

Von sich aus darf der Sachverständige jedoch nicht Akten von anderen Gerichten oder Behörden anfordern oder einen Strafregisterauszug einholen. Er muß sich nötigenfalls an seinen Auftraggeber wenden.

Anders ist die Situation bei der Beiziehung von Krankenunterlagen von Kliniken oder Ärzten. Bei diesen geht es nicht unmittelbar um die gerichtliche Fragestellung oder um die Verhältnisse zum Zeitpunkt der Tat, sondern sie geben vielfach wichtige Hinweise auf frühere Krankheiten, die für die klinische Diagnose (z. B. Hirnverletzung) als Voraussetzung für die Beantwortung der Beweisfrage des Gerichts (s. o. I., 2.3.1.) von entscheidender Bedeutung sein können. Vorausgesetzt, daß der zu Untersuchende von der Schweigepflicht rechtswirksam entbunden hat (s. o. 2.6.1.2. und u. 3.3.), kann der Sachverständige diese Unterlagen unmittelbar anfordern; er muß sie auch wieder unmittelbar zurücksenden (s. u. 3.3.3.), darf sie also nicht den Gerichtsakten bei der Rücksendung an das Gericht beifügen. Lehnt dagegen der angeschriebene Arzt bzw. die angeschriebene Krankenanstalt die Überlassung der Unterlagen ab, so muß der Sachverständige darauf verzichten (s. u. 3.3.3.), selbst wenn es ihm dadurch unmöglich wird, die Beweisfrage des Gerichts zu beantworten. Er kann jedoch bei Gericht die Vernehmung des betreffenden Arztes als sachverständigen Zeugen bzw. Sachverständigen (s. o. 2.4.2.) beantragen.

2.7.2. Angemessene Behandlung, Schutz

Der Sachverständige hat Anspruch auf angemessene Behandlung und auf Schutz vor ungerechtfertigten Angriffen, z. B. durch den Angeklagten, den Verteidiger oder den Staatsanwalt (Jessnitzer, 1963; Peters, 1966).

Dabei weist Jessnitzer darauf hin, daß es sich bei dem Prozeß gewissermaßen für die Parteien um einen Kampf um „ihr" Recht handle. Es sei daher fast unausbleiblich, daß ein Gutachter, der als Richtergehilfe der Wahrheitsfindung dienen soll, von einer der Parteien angegriffen wird, wie immer er auch zu den an ihn gerichteten Fragen Stellung nehme. Dabei sollte der Gutachter nicht zu empfindlich sein und sich nicht auf kleinliche Argumente einlassen. Vor etwaigen Angriffen auf seine Ehre oder dergleichen etwa im Zusammenhang mit einem Ablehnungsantrag habe jedoch das Gericht ihn zu schützen, sonst aber bleibe ihm nur der Ehrschutz in einem gesonderten Gerichtsverfahren.

Das Recht auf angemessene Behandlung bedeutet auch, daß die Interessen des Sachverständigen soweit als möglich berücksichtigt werden, daß z. B. Termine möglichst mit dem Sachverständigen abgestimmt werden, daß er bei länger dauernden Hauptverhandlungen erst zu einem Zeitpunkt geladen wird, an dem er tatsächlich benötigt wird (s. o. 2.6.3.), daß er — sofern seine Aufgabe erledigt ist — aus der Hauptverhandlung entlassen wird usw.

2.7.3. Entschädigung

Für seine Tätigkeit steht dem Sachverständigen eine Vergütung entsprechend dem Gesetz über die Entschädigung von Zeugen und Sachverständigen zu (ZuSEntschG; kritisch hierzu Reblin, 1967, 163). Danach wird für die Leistungen eine Entschädigung gewährt (§ 3 Abs. 1 ZuSEntschG; die Paragraphen in diesem Abschnitt beziehen sich auf dieses Gesetz, falls sie nicht ausdrücklich anders bezeichnet werden), die bis zu DM 30,— pro Stunde der erforderlichen Zeit beträgt. Bemessen wird die Leistung in diesem Rahmen danach, welche umfangreichen Sachkenntnisse erforderlich waren, welchen Schwierigkeitsgrad die Leistung hatte und ob besondere Umstände bei der Erarbeitung des Gutachtens maßgebend waren. — Dieser Betrag kann bis zu 50% überschritten werden, wenn der Sachverständige sich in dem Gutachten eingehend mit der wissenschaftlichen Lehre auseinandersetzen mußte. Das gilt auch dann, wenn ihm infolge der Dauer oder Häufigkeit seiner Inanspruchnahme ein nicht zumutbarer Erwerbsverlust drohen würde oder wenn er seine Einkünfte vornehmlich als gerichtlicher oder außergerichtlicher Sachverständiger erzielt (§ 3 Abs. 3). Hinzu kommen Aufwendungsersatz (§ 8), Fahrtkosten und Wegegeld (§ 9) sowie Aufwandsentschädigung (§ 10), wobei letztere in Anlehnung an die Reisekosten für Beamte ausgestaltet ist.

Gelegentlich setzen Kosten-Beamte die Liquidation des Sachverständigen nach eigenem Ermessen herab mit der Begründung, der Schwierigkeitsgrad entspreche nicht der Höhe der Liquidation, die Leistung erfordere nicht besondere fachliche Kenntnisse oder der vom Kostenbeamten festgesetzte Betrag genüge nach allgemeinen Erfahrungssätzen. Da der Beamte kaum die Sachkenntnis hat, um den Schwierigkeitsgrad und die Leistung psychiatrischer Gutachter beurteilen zu können, ist es Aufgabe des Richters, die Leistungen des Sachverständigen angemessen zu würdigen. Er setzt die Entschädigung auf Antrag durch gerichtlichen Beschluß fest (Näheres hierzu auch hinsichtlich der Rechtsmittel vgl. § 16).

Problematisch ist dabei vor allem die Bewertung des Schwierigkeitsgrades der *Leistung*. Es gibt keine allgemeine Leistungswertordnung, aus der zu entnehmen wäre, wie die Leistung etwa eines Sachverständigen für Kraftfahrzeugwesen aufgrund der dort vorgelegten Beweisfragen im Vergleich zu der eines Psychiaters zu beurteilen ist.

Einen gewissen Anhalt mag die für den Erwerb des Fachwissens auf dem Spezialgebiet notwendige Ausbildungszeit vermitteln. Geht man dabei von der Zeit aus, die über die gesetzlich geregelte Schulpflicht hinausgeht, dann benötigt der Psychiater noch ca. 16 Jahre Ausbildungszeit, ehe er die Anerkennung als Facharzt für Psychiatrie erlangen kann.

Zudem wird zu berücksichtigen sein, welchen Umfang und welchen Schwierigkeitsgrad die vom Sachverständigen *persönlich* durchzuführenden Untersuchungen (z. B. Exploration) im Vergleich zu Untersuchungen von Hilfspersonen (z. B. Laboruntersuchungen durch medizinisch-technische Assistenten) haben. Auch ist von Bedeutung, ob die Beweisfrage des Gerichtes aufgrund einfacher Tabellenrechnungen (z. B. bei dem Gehalt eines bestimmten Stoffes im Blut und dessen Auswirkung auf bestimmte Leistungen) beantwortet werden kann oder ob bereits die medizinisch-diagnostischen Erwägungen vieldimensional sind und zudem die Stellungnahme zur Beweisfrage eines weiteren besonderen Fachwissens mit entsprechender Erfahrung (z. B. Zusammenhangsfragen im medizinischen Bereich; Zurechnungsfähigkeit, Geschäftsfähigkeit) bedarf (s. o. I., 2.3.2.). Wie schwierig allein diese Auseinandersetzung ist, beginnend mit dem Aktenstudium über die richtige Erfassung des Sachverhaltes bis hin zur Beantwortung der Beweisfrage, vermag am ehesten der Richter zu beurteilen, der sich selbst von Berufs wegen ständig mit diesen Bereichen befaßt. Die Beurteilung der rein psychiatrischen Sachleistung wird er dagegen allenfalls schätzen bzw. anhand der zuvor genannten Kriterien vornehmen können.

Die Entschädigung erfolgt nur auf Antrag des Sachverständigen, der innerhalb von 3 Monaten nach Beendigung der Zuziehung des Sachverständigen, d. h. nach seiner Entlassung, gestellt werden muß (§ 15).

Das zur Entschädigung des Sachverständigen Gesagte gilt jedoch nicht für Angehörige einer Behörde oder sonstigen öffentlichen Stelle (die nicht Ehrenbeamte oder ehrenamtlich tätig sind), wenn sie das Gutachten in Erfüllung ihrer Dienstaufgaben erstatten, vertreten oder erläutern (§ 1 Abs. 3).

Der vom Angeklagten, dem Privat- oder Nebenkläger — im Zivilprozeß: der Partei — beauftragte Sachverständige erhält von diesen die vereinbarte oder angemessene Vergütung. Ist er unmittelbar geladen worden (§ 220 StPO) und war die Vernehmung zur Aufklärung der Sache dienlich, so hat das Gericht auf Antrag anzuordnen, daß ihm die gesetzliche Entschädigung aus der Staatskasse zu gewähren ist (§ 220 Abs. 3 StPO). Diese Bestimmung gilt analog auch für den sog. „gestellten" (ohne Ladung zur Hauptverhandlung gebrachten) Sachverständigen (Jessnitzer, 1963; Eb. Schmidt, 1957, Rn. 8 zu § 220 StPO). Auch in anderen Verfahren ist nach Jessnitzer (1963) der Gedanke dieser Bestimmung anzuwenden, wenn die Vernehmung sich als sachdienlich erweist.

3. Sachverständiger und Proband

3.1. Erscheinungspflicht des Probanden

3.1.1. Der Beschuldigte als Proband

Der Beschuldigte ist grundsätzlich nicht verpflichtet, vor dem Sachverständigen zu erscheinen. Dies folgt daraus, daß er auch nicht verpflichtet ist, aktiv an der Untersuchung mitzuwirken (s. u. 3.2.). Ausnahmen bestehen nur für die Fälle der §§ 81 und 81 a StPO. Hier muß sich der Proband dem Gutachter zur Beobachtung in der öffentlichen Heil- oder Pflegeanstalt (Psychiatrisches Krankenhaus usw.) bzw. zur Durchführung des Eingriffes (s. u. 3.2.3.) stellen. Weigert sich der Proband, so ist in diesen Fällen eine zwangsweise Vorführung zulässig.

Den Ort der Untersuchung des Probanden bestimmt im Falle einer stationären Beobachtung (§ 81 StPO, § 73 JGG) der Richter. Bei einer ambulanten Untersuchung steht es dem Sachverständigen frei, wohin er den Probanden zur Untersuchung einbestellen will.

Der Sachverständige sollte in jedem Fall vermeiden, bei der Einbestellung des Probanden den Eindruck einer Verpflichtung zum Erscheinen zu erwecken. Andererseits darf beim Probanden auch nicht die Meinung entstehen, daß es zu irgendeiner Untersuchung (z. B. Vorbeugungsuntersuchung entsprechend Lungenreihenuntersuchungen) kommen soll. Es ist deshalb zweckmäßig, wenn der Sachverständige in seinem Anschreiben dem Probanden mitteilt, daß er vom Gericht (bzw. der Staatsanwaltschaft) beauftragt worden ist, ein Gutachten über den Probanden zu erstatten, und daß er ihn deshalb bitte, zu einer bestimmten Zeit zu ihm zu einer hierfür notwendigen Untersuchung zu kommen. Keinesfalls darf das Schreiben den Charakter einer „Ladung" haben (Friedrichs, 1967; Jessnitzer, 1963).

3.1.2. Der Zeuge als Proband

Auch der Zeuge ist zum Erscheinen vor dem Sachverständigen nicht verpflichtet. Im Falle der Weigerung des Zeugen könnte der Sachverständige auf Wunsch des Gerichtes allenfalls einer Vernehmung durch den Richter beiwohnen.

Hierbei kann das Erscheinen eines Zeugen erzwungen werden, da bei Nichterscheinen vor dem Richter die Zwangsmittel des § 51 StPO zur Verfügung stehen. Es muß allerdings dahingestellt bleiben, ob bei einem solchen erzwungenen Erscheinen und einer Vernehmung durch den Richter der Psychiater brauchbare „Befundtatsachen" erheben und daraus eine tragfähige psychiatrische Aussage zu den an ihn gerichteten Beweisfragen im Prozeß herleiten kann. Schon deshalb sollte der Sachverständige „Untersuchungen" unter solchen Umständen vermeiden (zur Glaubwürdigkeitsuntersuchung an Zeugen s. u. 3.2.3.).

3.2. Durchführung der Untersuchung (in rechtlicher Sicht)

3.2.1. Untersuchung mit Einwilligung des Probanden

In der Rechtsprechung und im Schrifttum besteht Einigkeit darüber, daß eine Untersuchung zum Zwecke der Begutachtung — abgesehen von den im Gesetz ausdrücklich festgesetzten Fällen (s. u. 3.2.2.) — grundsätzlich nur mit Einwilligung des Probanden durchgeführt werden darf (BGHSt 13, 394/398; Jessnitzer, 1963; Peters, 1966, und die dort angeführte Literatur).

Aber selbst mit Einwilligung dürfen keine körperlichen Eingriffe vorgenommen werden, die gegen die guten Sitten verstoßen (§ 226 a StGB; vgl. BGHSt 4, 32 ff.).

3.2.1.1. Voraussetzungen und Form der Einwilligung. Für die Einwilligung wird Geschäftsfähigkeit nicht vorausgesetzt. Der Untersuchte muß jedoch seiner geistigen und sittlichen Reife nach in der Lage sein, Bedeutung und Tragweite der Untersuchung oder des evtl. erforderlichen Eingriffes zu verstehen (BGH NJW 1959, 811). Ist er hierzu nicht in der Lage, entscheidet der gesetzliche Vertreter (RGSt 64, 160; Eb. Schmidt, 1957, Rn. 13 zu § 81 c StPO) oder, falls hierfür Pflegschaft angeordnet ist, der Pfleger. Bei ehelichen Kindern ist die Einwilligung beider Elternteile notwendig (BVerfG NJW 1959, 1483), während bei nichtehelichen Kindern nach der Neuregelung des Nichtehelichenrechtes (s. dazu auch oben I., 2.1.1.1.) nunmehr die Mutter (früher Amtsvormund) die Einwilligung geben muß.

Auch bei vorliegender Einwilligung des gesetzlichen Vertreters darf jedoch die Untersuchung dann nicht durchgeführt werden, wenn der Proband selbst sie ausdrücklich ablehnt (Blau, 1961; BGHSt 14, 159). Keinesfalls darf der Sachverständige in diesem Fall Zwang anwenden.

Häufig wird der Proband bei dem Gutachter, der ihn zum Kommen aufgefordert hat, erscheinen, ohne weitere Einwände gegen die Untersuchung vorzubringen oder diese abzulehnen. In diesen Fällen kann der Sachverständige davon ausgehen, daß der Proband stillschweigend einverstanden ist. Das gleiche gilt bei minderjährigen bzw. willensunfähigen Probanden, wenn die Einbestellung an die Eltern ergangen ist und das Kind in Begleitung eines Elternteils, einer anderen berechtigten Person oder auch ohne Begleitung erscheint.

Eine schriftliche Erklärung ist nicht erforderlich und muß deshalb vom Sachverständigen auch nicht verlangt werden.

In der Literatur wird auf die Möglichkeit verwiesen, daß der Proband in der Einladung zur Untersuchung bzw. im Beweisbeschluß des Gerichts zugleich für sich eine Verpflichtung sieht, die Untersuchungen durchführen zu lassen, und deshalb auch zur Untersuchung (mit der er freiwillig möglicherweise nicht einverstanden wäre) erscheint (BGHSt 13, 1/5; Wüst, 1968).

Im Gegensatz dazu sieht BGHSt 13, 398 in dem freiwilligen Erscheinen des Probanden offenbar eine stillschweigende Einwilligung in die Untersuchung, obgleich dies expressis verbis nicht zum Ausdruck kommt. Es folgt dies jedoch notwendigerweise aus der Rechtsprechung zur *Belehrung* des Probanden über sein Weigerungsrecht. Der BGH vertritt hier die Ansicht, daß eine Belehrung des Probanden nur dann erforderlich sei, wenn er zu den zeugnisverweigerungsberechtigten Personen gehöre (BGHSt 13, 398; dazu Jessnitzer, 1963, mit Hinweis auf § 55 StPO). Wenn also im übrigen eine Belehrung mit nachfolgender Äußerung des Probanden über sein Einverständnis zu der Untersuchung nicht ausgesprochen werden muß, andererseits aber am Erfordernis der Einwilligung festgehalten wird, so kann man nicht umhin, im Erscheinen des Probanden eine stillschweigende Einwilligung in die Untersuchung zu sehen.

In der Literatur wird diese Meinung des BGH nicht überall geteilt. Blau (1962) weist darauf hin, daß es zumindest ein „nobile officium" sei, den Zeugen über sein Recht, die Untersuchung zu verweigern, zu belehren. (Er führt die Praxis der Jugendschutzkammer eines Landgerichtes an, die vor Anordnung der Glaubwürdigkeitsuntersuchung den Eltern des zu untersuchenden Kindes ein Formblatt übersendet, das sie über Methoden und Freiwilligkeit der Untersuchung unterrichtet. Allerdings wartet die Kammer die ausdrückliche schriftliche Einverständniserklärung nicht ab, sondern läßt die Untersuchung nach Ablauf einer gestellten Erklärungsfrist durchführen, auch wenn kein schriftliches Einverständnis vorliegt. Sie geht also in diesem Falle davon aus, daß die Eltern nichts gegen die Untersuchung einzuwenden haben.) Noch weitergehend hält Peters (1967) diese Ansicht vom „nobile officium" für zu unverbindlich und eine Belehrung über die Freiwilligkeit für „rechtlich geboten". Dem ist entgegenzuhalten, daß eine solche Belehrungspflicht gesetzlich festgelegt sein müßte. Da dies jedoch nicht der Fall ist, besteht auch kein rechtliches Gebot (hierzu s. BGHSt 13, 394/398; Kremeier, 1960; Wüst, 1968).

Die Belehrung des Probanden über sein Weigerungsrecht obliegt dem Richter oder dem Staatsanwalt und ist dem Probanden persönlich zu erteilen, es sei denn, dieser besitze nicht die geistige Reife, um die Bedeutung der Untersuchung zu ermessen (Kind, Geisteskranke usw.). In diesem Fall ist z. B. der gesetzliche Vertreter zu belehren und dessen Einwilligung einzuholen (Blau, 1962; Jessnitzer, 1963; Wüst, 1968).

Um etwaige Mängel einer solchen prozessual relevanten Einwilligung in die (Tatsache der) Untersuchung braucht sich der Sachverständige nicht zu kümmern, auch nicht in Form einer vergewissernden Rückfrage vor Beginn der Untersuchung. Es ist auch nicht seine Sache, zu einem dem Probanden evtl. zustehenden Zeugnisverweigerungsrecht, das diesem die Verweigerung der Untersuchung erlaubt (§§ 52, 55 StPO; s. dazu BGHSt 13, 398; Jessnitzer, 1963), Stellung zu nehmen. Er muß sich auf das Gericht bzw. die Staatsanwaltschaft verlassen können, die gegebenenfalls solche Mängel zu vertreten haben.

Macht dagegen die Art der Untersuchung (z. B. ein operativer Eingriff) eine zusätzliche Einwilligung nach entsprechender Aufklärung erforderlich (s. u. 3.2.1.2.), so ist für deren Einholung der Sachverständige verantwortlich.

3.2.1.2. Einwilligung in bestimmte Methoden der Untersuchung. Mit dem Anschreiben wird der Sachverständige den Probanden darüber informieren, daß er untersucht werden soll, welchem Zweck die Untersuchung dient und durch wen sie ausgeführt wird. Falls der Sachverständige Angehöriger einer Klinik ist und die Untersuchung dort durchgeführt werden soll, ist ein Hinweis auf die betreffende Institution (z. B. Psychiatrische Klinik in . . .) angezeigt.

Für die Einwilligung in die Art der Untersuchung, d. h. in bestimmte Untersuchungsmethoden durch den Probanden gelten grundsätzlich die vorherigen Ausführungen. Der Sachverständige verhält sich jedoch zu dem Probanden nicht anders als sonst zu seinen Patienten. Er wird ihn also in groben Zügen darüber informieren, welche Untersuchungen durchgeführt werden sollen. Soweit es sich bei den Untersuchungen um körperliche Eingriffe handelt (z. B. Punktion, Blutabnahme), hat er den Probanden stets darauf hinzuweisen. Gegebenenfalls muß er ihn über die mit einem Eingriff verbundenen Gefahren aufklären. Die darauf gezeigte Bereitschaft des Probanden, die Untersuchung durchführen zu lassen (konkludentes Handeln), ist als Einwilligung anzusehen. Eine ausdrückliche Einwilligung nach vorheriger weitergehender Aufklärung wird nur dann zu fordern sein, wenn bei den Eingriffen gewisse Gefahren bestehen (Göppinger, 1956 a; BGH NJW 1959, 811).

3.2.1.3. Verweigerung und Widerruf der Einwilligung. Verweigert der willensfähige Proband die Untersuchung, so darf sie vom Sachverständigen auch nicht durchgeführt werden. Das gilt auch für Kinder (s. o. 3.2.1.1.), wenn zwar die Einwilligung der Eltern, nicht aber die der zu untersuchenden Person vorliegt, sofern diese selbst die „geistige Reife" hat, die Tragweite ihrer Entscheidung zu erfassen.

Der BGH hat in seiner Rechtsprechung entschieden, daß etwa ein noch nicht 7 Jahre altes Kind in der Regel nicht das geforderte Verständnis habe, wohl aber ein 17jähriges Mädchen (vgl. Jessnitzer, 1963; BGH NJW 1960, 586; 1396). Hier bleibt für den Sachverständigen zwar noch ein großer Spielraum, jedoch sollte er im Zweifel auf eine Durchführung der beabsichtigten Untersuchung verzichten und sich an seinen Auftraggeber, d. h. das Gericht oder die Staatsanwaltschaft wenden.

Jedoch wird der Sachverständige, soweit es sich um willensunfähige Probanden handelt (s. Göppinger, 1956 a) und eine Einwilligung des gesetzlichen Vertreters vorliegt, das Zustandsbild aufgrund des Ausdrucksverhaltens festhalten dürfen.

Die Einwilligung des Probanden ist jederzeit frei widerruflich. Nach einem Widerruf darf die Untersuchung nicht begonnen, eine begonnene nicht fortgesetzt werden. Allerdings dürfen die vor dem Widerruf erlangten Untersuchungsbefunde verwertet werden. Ist die Untersuchung beendet, so ist der Widerruf unbeachtlich, die Befunde sind dann also unbeschränkt verwertbar (s. dazu Blau, 1962; BGHSt 12, 235; 14, 159).

3.2.1.4. Untersuchung dritter Personen. Erscheint nicht nur der Proband, der laut Beweisbeschluß bzw. Gutachtenauftrag begutachtet werden soll, sondern auch eine dritte Person (z. B. Ehefrau oder Eltern usw.) beim Sachverständigen und will dieser im Rahmen der Erhebungen der für ihn erforderlichen Befundtatsachen (s. o. 2.6.2.1.) diese befragen bzw. explorieren, so muß er sie nicht nur allgemein auf die ihr zustehende Möglichkeit, Angaben zu verweigern, aufmerksam machen, sondern sie gegebenenfalls auch auf ein ihr zustehendes Zeugnisverweigerungsrecht hinweisen.

3.2.2. Untersuchung ohne Einwilligung des Probanden

Verweigert ein Betroffener bzw. dessen gesetzlicher Vertreter die Teilnahme an der Untersuchung, kann diese auch gegen seinen Willen nur unter bestimmten Voraussetzungen erzwungen werden. Da es sich hier um einen Eingriff in die Freiheit, gegebenenfalls auch in die körperliche Unversehrtheit einer Person handelt, müssen für solche Untersuchungen ausdrückliche gesetzliche Grundlagen vorliegen.

Im Zivilverfahren kann eine Untersuchung gegen den Willen nur in folgenden Fällen erfolgen:

Im Entmündigungsverfahren, in dem ein Sachverständigengutachten zwingend vorgeschrieben ist (§ 655 ZPO), kann die richterliche Vernehmung des zu Entmündigenden im Beisein eines Sachverständigen angeordnet werden (§ 654 ff. ZPO).

Zur Beurteilung des Geisteszustandes kann die Unterbringung in einer Heilanstalt für die Dauer von höchstens sechs Wochen angeordnet werden (§ 656 ZPO). Im einzelnen gelten hier die Ausführungen wie zu § 81 StPO (s. u. 3.2.3.).

Im Ehescheidungsverfahren ist gemäß § 623 ZPO eine ärztliche Untersuchung eines der Ehegatten auf Anordnung des Gerichts zulässig.

In allen Verfahren, bei denen es um die Abstammung eines Kindes geht, ist die zwangsweise Untersuchung, insbesondere die Abnahme von Blutproben, gemäß §§ 372 a, 390 ZPO zulässig.

Im *Strafverfahren* verpflichtet § 81 a StPO den Beschuldigten zur Duldung von körperlichen Eingriffen (z. B. Blutprobe), sofern diese von einem Arzt vorgenommen werden und kein Nachteil für seine Gesundheit zu befürchten ist (zur Verwertbarkeit einer von einem Medizinalassistenten entnommenen Blutprobe vgl. BGH NJW 1971, 1099 sowie die ablehnende Stellungnahme von U. Wedemeyer in NJW 1971, 1902). Die Anordnung geschieht durch den Richter, bei Gefährdung des Untersuchungserfolges durch die Staatsanwaltschaft. Zu derartigen Untersuchungen gehören z. B. die „Feststellung der Arbeitsweise des Gehirns und Prüfung psychologischer Funktionen, die körperlich bedingt sind" (Kleinknecht, 1970, Anm. 2 A zu § 81 a StPO). Nach der Rechtsprechung kann auch die nervenfachärztliche Untersuchung zur Feststellung der strafrechtlichen Verantwortlichkeit angeordnet werden (OLG Düsseldorf JMBl NRW 1964, 249). — Trotz der evtl. rechtlichen Zulässigkeit sollte der Sachverständige mit Untersuchungen gegen den Willen des Beschuldigten zurückhaltend sein, vor allem wenn zur Erzwingung tiefergreifende Eingriffe (z. B. Narkose) notwendig sind (s. dazu Göppinger, 1952).

Unter erheblich stärkeren Einschränkungen (§ 81 c StPO) dürfen auch *dritte Personen,* die möglicherweise als Zeugen in Betracht kommen, zwangsweise untersucht werden, soweit die Feststellung notwendig ist, ob sich an ihrem Körper Spuren oder Folgen einer strafbaren Handlung befinden. Eingriffe in die körperliche Integrität, etwa Operationen, werden von dieser Vorschrift nicht gedeckt.

Allen nach § 81 c StPO zu untersuchenden Personen steht ein Recht der Verweigerung zu, wenn z. B. der Beschuldigte ein naher Verwandter ist (§ 52 StPO). Damit ist auch eine Belehrung über das Verweigerungsrecht notwendig (vgl. Jessnitzer, 1963). Die Belehrung hat jedoch der Richter durchzuführen. Die Belehrungspflicht besteht auch dann, wenn durch die Untersuchung Tatsachen festgestellt werden könnten, die den zu Untersuchenden oder dessen Angehörige (§ 52 Abs. 1 StPO) in Gefahr bringen würden, sich strafrechtlicher Verfolgung auszusetzen (entsprechend § 55 Abs. 2 StPO).

Die Anordnung der Maßnahmen des § 81 c StPO steht dem Richter zu; nur bei Gefährdung des Untersuchungserfolges infolge Verzögerung kann auch die Staatsanwaltschaft und ihre Hilfsbeamten (d. h. die Polizei) diese Maßnahmen anordnen (§ 81 c Abs. 3 StPO). Die Durchsetzung der Anordnungen im Wege des unmittelbaren Zwanges ist Aufgabe der Staatsanwaltschaft und ihrer Hilfsbeamten, jedoch ist eine besondere Anordnung des Richters notwendig. Diese ergeht nur, wenn andere Zwangmittel (Ordnungsgeld) versagt haben (§ 81 c Abs. 4 StPO; vgl. Jessnitzer, 1963).

Eine zwangsweise Untersuchung Dritter im Sinne dieser Bestimmungen dürfte im Rahmen einer psychiatrischen Begutachtung allerdings kaum einmal notwendig werden.

3.2.3. Besondere Verhältnisse bei der Begutachtung der Zurechnungsfähigkeit und der Glaubwürdigkeit

Im Prinzip gilt bei der Begutachtung der *Zurechnungsfähigkeit* das zuvor Gesagte: Der Beschuldigte ist nicht verpflichtet, Aussagen zu machen; er braucht folglich auch nicht bei einer Exploration irgendwelche Angaben zu machen oder sonst bei der Untersuchung mitzuwirken.

Ausnahmen bestehen lediglich im Rahmen der §§ 81 ff. StPO. Gegen den Willen des Beschuldigten kann danach das Gericht eine Anstaltsunterbringung von höchstens 6 Wochen zur Vorbereitung eines Gutachtens über seinen Geisteszustand bzw. gemäß § 73 JGG über den Entwicklungsstand eines Jugendlichen oder Heranwachsenden anordnen. Zu aktiver Mitarbeit ist der Proband jedoch auch dann nicht verpflichtet; notfalls ist lediglich eine „Beobachtung" im eigentlichen Sinne möglich.

Die Begutachtung der *Glaubwürdigkeit* spielt vor allem bei kindlichen Zeugen im allgemeinen Strafverfahren, besonders bei Sittlichkeitsdelikten an Kindern eine große Rolle. Dennoch ist die Bestimmung des § 81 c StPO, der den Zeugen in bestimmten Fällen zur Duldung von Untersuchungen an seinem Körper verpflichtet, auf die Glaubwürdigkeitsuntersuchung nicht anwendbar (BGHSt 13, 394/398; Jessnitzer, 1963). Diese ist nur mit Einwilligung des Betroffenen oder seines gesetzlichen Vertreters zulässig (BGH NJW 1960, 585, 586; auch 1960, 1963). Das Verbot des § 81 c StPO, Zeugen gegen ihren Willen zu untersuchen, darf nach der Rechtsprechung nicht dadurch umgangen werden, daß der Sachverständige der Vernehmung des Zeugen durch den Richter beiwohnt, um danach die gewonnenen Beobachtungen in einem Gutachten über seine Glaubwürdigkeit zu verwenden (vgl. OLG Hamm JMBl NRW 1957, 45; dagegen aber Janetzke, 1958; Eb. Schmidt 1957, Anm. 13 zu § 69 StPO). Ansonsten gelten für die Glaubwürdigkeitsuntersuchungen im Prinzip die obigen Ausführungen.

Hinsichtlich der Methoden bei Glaubwürdigkeitsuntersuchungen ist zu bemerken, daß diese in aller Regel ungefährlich sind, so daß eine zusätzliche Einwilligung dem Sachverständigen gegenüber nach vorheriger Aufklärung meist nicht erforderlich ist.

3.2.4. Ärztliches Vertrauensverhältnis bei der Untersuchung

Grundsätzlich hat der Sachverständige den Probanden (und evtl. dritte Personen, die er befragt) darauf hinzuweisen, daß er in erster Linie als Sachverständiger und damit als Gehilfe des Gerichts tätig ist, also nicht als Arzt im üblichen Sinne. Eine Wiederholung dieses Hinweises kann im Laufe der Untersuchung angezeigt sein, wenn z. B. Gefahr besteht, daß der Proband, sich in der Rolle des Patienten dem Arzt gegenüber fühlend, Aussagen macht, die ihn erheblich belasten könnten und die er vermutlich vor Gericht nicht machen würde.

Freilich ist damit nicht gesagt, daß kein Vertrauensverhältnis zum Sachverständigen entstehen dürfte (ein solches entsteht ja bisweilen auch zum Richter). Dieses ist unter Umständen sogar zur Stellung einer richtigen psychiatrischen Diagnose notwendig. Keinesfalls jedoch darf der Arzt als Sachverständiger unter Ausnutzung oder sogar bewußter Herbeiführung eines Arzt-Patienten-Verhältnisses im Sinne eines Vertrauensverhältnisses — mit dem grundsätzlich eine Geheimhaltungspflicht verbunden ist (s. u. 3.3.) — den Angeklagten zu überführen versuchen. Dies verbieten ihm zudem seine Standespflichten (anders hierzu Cabanis, 1971, der grundsätzlich ein Vertrauensverhältnis für erforderlich hält).

3.2.5. Zulässigkeit der Untersuchungsmethoden

3.2.5.1. Vorbemerkung. Abgesehen von den verhältnismäßig seltenen Fällen, in denen der Psychiater als Sachverständiger das vom Gericht angeforderte Gutachten anhand der Akten zu erstellen vermag, ist er in der Regel gezwungen, den Probanden zu untersuchen, um die Gutachtenfrage beantworten zu können. Trotz der „Leitungspflicht des Richters" (§ 78 StPO) ist er bei der Durchführung der Untersuchung de facto auf sich selbst gestellt.

Neben der körperlich-neurologischen Untersuchung und den damit zusammenhängenden Laboruntersuchungen (s. o. I., 3.) steht im Mittelpunkt der psychiatrischen Untersuchung die Exploration, die evtl. ergänzt wird durch die Anwendung verschiedener Testverfahren. Dabei ist der Sachverständige — ebenso wie Polizei, Staatsanwaltschaft und Gericht — an die Vorschrift des § 136 a StPO gebunden.

§ 136a lautet:

„[Verbotene Vernehmungsmethoden] (1) [1]Die Freiheit der Willensentschließung und der Willensbetätigung des Beschuldigten darf nicht beeinträchtigt werden durch Mißhandlung, durch Ermüdung, durch körperlichen Eingriff, durch Verabreichung von Mitteln, durch Quälerei, durch Täuschung oder durch Hypnose. [2]Zwang darf nur angewandt werden, soweit das Strafverfahrensrecht dies zuläßt. [3]Die Drohung mit einer nach seinen Vorschriften unzulässigen Maßnahme und das Versprechen eines gesetzlich nicht vorgesehenen Vorteils sind verboten.

(2) Maßnahmen, die das Erinnerungsvermögen oder die Einsichtsfähigkeit des Beschuldigten beeinträchtigen, sind nicht gestattet.

(3) [1]Das Verbot der Absätze 1 und 2 gilt ohne Rücksicht auf die Einwilligung des Beschuldigten. [2]Aussagen, die unter Verletzung dieses Verbots zustande gekommen sind, dürfen auch dann nicht verwertet werden, wenn der Beschuldigte der Verwertung zustimmt."

Die Zulässigkeit einzelner Untersuchungsmittel ist häufig diskutiert worden (siehe u. a. BGHSt 11, 211; Blau, 1962; Kleinknecht, 1970, Anm. 1—3 zu § 136 a StPO; Peters, 1966, 1967; Eb. Schmidt, 1967, Rn. 7—21 zu § 136 a StPO; Kühne, 1970).

Faßt man die verschiedenen Stellungnahmen zu § 136 a StPO zusammen, so ergibt sich, daß überwiegend eine Verwertung von solchen Tatsachen als unzulässig angesehen wird, die unter der Einwirkung von narkotischen oder ähnlichen Mitteln gewonnen wurden. Hieran kann selbst die ausdrückliche Einwilligung des Probanden nichts ändern (§ 136 a Abs. 3). Alle anderen Tatsachen — also auch unbewußte Reaktionen des Beschuldigten — werden für verwertbar gehalten.

3.2.5.2. Körperliche Untersuchung. Grundsätzlich sollte der Sachverständige bezüglich körperlicher Eingriffe beim Probanden sehr zurückhaltend sein. So notwendig bisweilen erhebliche Eingriffe zur diagnostischen Klärung eines Krankheitsbildes als Voraussetzung für eine — evtl. lebensrettende — Therapie sein mögen, so wenig erforderlich ist dies in der Regel bei der Begutachtung, bei der das psychiatrische Gutachten nur eines von vielen Beweismitteln für das Gericht ist. Umstritten und nur im Einzelfall entscheidbar ist die Frage, wie weit körperliche Eingriffe, die mit Schmerzen oder zumindest mit unangenehmen Folgen verbunden sind (z. B. Liquor-Entnahme), bei Beschuldigten oder bei Klägern bzw. Beklagten usw. zulässig sind (Göppinger, 1952; Peters, 1967). Das Bundesverfassungsgericht (NJW 1963, 1597) bejaht dies für die Liquor-Entnahme beim Beschuldigten, wenn der Grundsatz der Verhältnismäßigkeit (auch zur Schwere der Tat) gewahrt ist.

Bei Zeugen dürfen ohne deren Einwilligung außer der Abnahme von Blutproben keine körperlichen Eingriffe vorgenommen werden (§ 81 c StPO).

3.2.5.3. Exploration. Teilweise werden im Hinblick auf § 136 a StPO Einwände gegen die Zulässigkeit der Exploration vorgebracht (Bockelmann, 1955; Knögel, 1959). Ihre Vereinbarkeit mit § 136 a wurde aus denselben Gründen verneint, wie die Anwendung von projektiven Tests (s. u. 3.2.5.4.). Insbesondere wurde geltend gemacht, die Exploration entpersönliche den Probanden und mache ihn zum Objekt des Verfahrens.

Dabei wird jedoch übersehen, daß auch jeder Zeuge und noch weit mehr der Beschuldigte selbst — im zulässigen Rahmen der StPO — in gewissem Umfang immer Objekt des Verfahrens sein werden (Wüst, 1968). Schließlich wird nicht bedacht, daß eine psychiatrische Begutachtung ohne Exploration als die wichtigste psychiatrische Untersuchungsmethode (s. o. I., 2.2.2.1.) schlechthin nicht möglich ist. Inzwischen dürfte dieser Streit ausgetragen und zugunsten der Zulässigkeit der psychiatrischen Exploration entschieden sein (s. o. 2.4.3.).

Die Zulässigkeit von Tonbandaufnahmen bei der Exploration, die bislang umstritten war (dazu Blau, 1962; Peters, 1967; Wüst, 1968 f. mit weiteren Nachweisen), wurde durch Einführung des § 298 (§ 201 StGB n. F.) in das StGB und der §§ 100 a, 100 b, in die StPO gesetzlich geregelt. Generell ist gegen die mit Einverständnis des Probanden gemachte Tonbandaufnahme — die gleichsam „protokollarische Bedeutung" hat — nichts einzuwenden. Dagegen sind sowohl Aufnahme als auch Verwertung eines Tonbandes, das ohne oder gegen Willen des Probanden angefertigt wurde, unzulässig (Schönke-Schröder, 1970).

Zweifellos zulässig und unter Umständen sehr zweckmäßig ist es, wenn die vom Sachverständigen im Gutachten wiederzugebenden Angaben des Probanden in Anwesenheit des Probanden (auf Diktiergerät) diktiert werden, so daß der Proband etwaige Mißverständnisse aufklären kann.

3.2.5.4. Tests. Auch psychologische Testverfahren — vor allem projektive Tests — werden zuweilen für unzulässig gehalten (Grünwald, 1966; Peters, 1967). Die — überwiegend — vertretene Gegenmeinung (Blau, 1962; Leferenz, 1962; Wüst, 1968; BVerwG JZ 1964, 758; BAG JZ 1964, 772), die die Tests als zulässig ansieht, betont, daß eine zwangsweise Unterwerfung unter diese Untersuchungsmethoden gar nicht möglich ist. Der Proband kann bei der Untersuchung generell oder auch speziell die Durchführung eines oder mehrerer Tests ablehnen; eine etwaige Einwilligung kann er jederzeit widerrufen.

3.3. Schweigepflicht

3.3.1. Gutachtenerstattung und Schweigepflicht

3.3.1.1. Vorbemerkung. Aus der Gutachtenerstattungspflicht des zum Sachverständigen bestellten Arztes ergeben sich besondere Konsequenzen hinsichtlich der ärztlichen Schweigepflicht: Einerseits ist der Sachverständige dem Gericht gegenüber zur Mitteilung bestimmter Tatsachen, die er im Rahmen der Begutachtung festgestellt hat, verpflichtet, andererseits ist er nun einmal *psychiatrischer* Sachverständiger und als solcher Arzt, so daß ein entsprechendes Arzt-Patienten-Verhältnis mit der Folge der Geheimhaltungspflicht entstehen kann (s. o. 2.6.1.2. und 3.2.4.).

Die ärztliche Schweigepflicht ist im wesentlichen eine Konsequenz des auf Vertrauen beruhenden Arzt-Patienten-Verhältnisses (vgl. hierzu etwa Bockelmann, 1968; Jessnitzer, 1963;

Kohlhaas, 1969 a; Lenckner, 1966.) Der Arzt ist, will er dem Patienten wirksam helfen, auf dessen Vertrauen angewiesen. Voraussetzung für ein solches Vertrauen des Patienten dem Arzt gegenüber ist die Gewißheit des Patienten, daß der Arzt über die ihm bekanntgewordenen Tatsachen nicht redet. Aus diesem Grund ist der Arzt regelmäßig zu strengem Stillschweigen über alle Geheimnisse verpflichtet, die ihm aufgrund seiner ärztlichen Tätigkeit in bezug auf den Patienten oder gegebenenfalls auch auf dritte Personen anvertraut worden und bekanntgeworden sind. Eine unbefugte Offenbarung ärztlicher Geheimnisse ist nach § 300 StGB (§ 203 StGB n. F.) strafbar.

Das Verhältnis des psychiatrischen Sachverständigen zum Probanden unterscheidet sich jedoch von einem üblichen Arzt-Patienten-Verhältnis. Der Sachverständige ist nicht — jedenfalls nicht primär — zur Hilfe für den Probanden berufen, und der Proband ist nicht Patient des Gutachters. Zwischen Sachverständigem und Probanden besteht also schon vom Anliegen der Begutachtung her kein übliches Arzt-Patienten-Verhältnis. Auch ein echtes Vertrauensverhältnis in diesem Sinne wird in der Regel (zumindest zunächst) fehlen, weil der Proband sich meist nicht von sich aus der Begutachtung unterzieht, sondern diese vom Gericht usw. angeordnet ist, und weil die Auswahl des Gutachters nicht von seinem Willen abhängt.

3.3.1.2. Mitteilungspflicht dem Gericht gegenüber. Aus der Verpflichtung des Sachverständigen zur Erstattung des Gutachtens (s. o. 2.6.1.) folgt seine Befugnis zur Mitteilung der von ihm festgestellten Befunde und sonstiger relevanter Tatsachen an das Gericht (vgl. BGH NJW 1964, 449; Bockelmann, 1968).

In der Regel gehören hierzu die sogenannten Befundtatsachen, soweit sie bei der psychiatrischen Untersuchung des Probanden bekannt werden (s. o. 2.6.2.1.). Doch selbst dabei kann eine Entscheidung darüber, wann die Mitteilung derselben an das Gericht zur Erfüllung des Gutachtenauftrages erforderlich ist, im Einzelfall Schwierigkeiten bereiten. Dies betrifft besonders den Inhalt der Exploration, die sich in der Regel auf die gesamte Lebensanamnese und den Sozialbereich erstreckt (s. dazu oben I., 2.2.2.1.). Diese sind häufig zwar für die psychiatrische Beurteilung von großer Bedeutung, unter Umständen aber ohne Bedeutung für das Gericht im Rahmen des Verfahrens. Ausschlaggebend für oder gegen eine Aussage des Sachverständigen im Einzelfall wird dabei vor allem der Inhalt des Gutachtenauftrages sein.

Grundsätzlich wird man eine Mitteilung der bekanntgewordenen Tatsachen an das Gericht dann als zulässig ansehen, wenn sie für die *Richtigkeit des Gutachtens unerläßlich* ist (s. dazu Jessnitzer, 1963). Gibt z. B. der Beschuldigte an, von der Tat nichts zu wissen, und macht er geltend, unter Bewußtseinsstörungen zu leiden, so muß der Sachverständige, der ihn zur Frage der Bewußtseinsstörungen im Zusammenhang mit § 51 StGB a. F. (tiefgreifende Bewußtseinsstörung i. S. der §§ 20, 21 StGB n. F.) zu untersuchen hat, in seinem Gutachten genaue Angaben, die der Beschuldigte über die von ihm tatsächlich verübte Tat bei der Untersuchung gemacht hat, im Gutachten verwerten.

Anders wäre die Situation jedoch, wenn der Proband dem Sachverständigen noch über weitere von ihm verübte Taten berichten würde. Hierbei würde es sich um Zusatztatsachen handeln, die für die Beantwortung der Beweisfrage durch den Sachverständigen in der Regel unerheblich sind.

Falls der Sachverständige durch Befragung beziehungsweise Exploration dritter Personen bestimmte Tatsachen — auch Befundtatsachen — erfahren hat, liegen die Verhältnisse ebenfalls anders (s. u. 3.3.1.4.).

3.3.1.3. Schweigepflicht dem Probanden gegenüber. Es ist nicht immer möglich, die geheimhaltungsbedürftigen Tatsachen, die der Sachverständige im Laufe der Begutachtung erfährt, genau abzugrenzen gegen solche, die offenbart werden können. Da er bei der Begutachtung als Sachverständiger stets in erster Linie Gehilfe des Gerichtes ist, sollte er sich grundsätzlich vom Probanden während der Untersuchungen im Rahmen der Begutachtung möglichst keine Geheimnisse anvertrauen lassen.

Auf ein etwaiges *Mitteilungsbedürfnis* des Probanden über persönliche Dinge sollte er in einer Weise einzugehen versuchen, die eine Trennung dieser Tatsachen von den eigentlichen Untersuchungen im Rahmen der Begutachtung sichtbar macht, auch für den Probanden. Dabei kann er — am besten erst nach Abschluß der Begutachtung — dem Probanden durchaus den Hinweis geben, daß er sich jetzt ausschließlich in der ärztlichen Situation mit allen Konsequenzen ihm gegenüber befinde. Er hätte dann auch die Möglichkeit zu evtl. therapeutischen Bemühungen. Bezüglich der nunmehr anvertrauten Geheimnisse unterliegt er der Schweigepflicht.

Vielfach ist eine solche zeitliche Trennung nicht möglich, etwa aus sachlichen Gründen, weil es unumgänglich ist, zahlreiche Geheimnisse, die nichts mit dem Gutachtenauftrag zu tun haben, kennenzulernen, um überhaupt erst die psychiatrische Diagnose zu stellen (s. auch Bockelmann, 1968) oder um ein zuverlässiges Bild der Persönlichkeit zu gewinnen (s. o. I., 2.2.2.). Trotzdem ist der Psychiater — unbeschadet seiner Funktion als Sachverständiger — bezüglich der Tatsachen, die ihm auf diese Weise als Geheimnis anvertraut worden oder bekanntgeworden sind, zur Verschwiegenheit verpflichtet, es sei denn, der Proband ist ausdrücklich auch mit der Offenbarung dieser Tatsachen über ihn einverstanden.

Wäre jedoch ohne Berücksichtigung solcher Geheimnisse das Gutachten unrichtig, so muß er das Gericht um Entbindung von der Verpflichtung als Sachverständiger bitten, falls der Beschuldigte ihn nicht von der Schweigepflicht entbindet. Würde er in einem solchen Fall unter Verschweigen der ihm anvertrauten Geheimnisse sein (nunmehr unrichtiges) Gutachten erstatten, so verletzte er nicht nur seine Sachverständigenpflicht (Sachverständigeneid mit allen Konsequenzen), sondern wäre evtl. auch entsprechend § 278 StGB strafbar (s. dazu Göppinger, 1954 a).

Weit häufiger als oftmals angenommen, ist der Proband jedoch mit einer Offenbarung an das Gericht einverstanden. Bisweilen ist er geradezu froh darüber, dem Arzt entsprechende Angaben machen zu können. Der Arzt muß sich aber trotzdem ausdrücklich von der Schweigepflicht entbinden lassen. Dies wird in solchen Fällen häufig nur dem Gericht gegenüber erfolgen, während der Proband darüber hinaus die Geheimhaltung durch den Arzt wünscht.

Allen sonstigen dritten Personen — auch Institutionen — gegenüber ist der Sachverständige bezüglich der im Rahmen der Begutachtung festgestellten und im Gutachten verwerteten Tatsachen zur Verschwiegenheit verpflichtet. Eine Ausnahme innerhalb des Verfahrens machen letztlich das Gericht und die Stellen, die den Gutachtenauftrag erteilt haben. Soweit von anderen Institutionen entsprechende Auskünfte oder Einsicht in das Gutachten gewünscht werden, sind diese an das Gericht zu verweisen, auch wenn das Verfahren bereits abgeschlossen ist.

Hinsichtlich solcher Tatsachen, die er im Rahmen einer früheren Begutachtung erfahren hat, besteht in einem neuen, von dem früheren unabhängigen Verfahren ebenfalls Geheimhaltungspflicht. In solchen Fällen wird jedoch der Proband den Sachverständigen regelmäßig davon entbinden. Sollten diesem die Akten des früheren Verfahrens vom Gericht usw. zugeleitet worden sein, entfällt ohnehin bezüglich des Akteninhalts eine Geheimhaltungspflicht (s. o. 2.6.1.2.).

Soweit ein Arzt mit der Begutachtung eines (früheren) Patienten beauftragt wird, können sich weitere Probleme ergeben. Da dem Sachverständigen frühere Befunde und Angaben zur Verfügung stehen, ist die Gutachtenerstattung zwar erheblich erleichtert, falls der Proband ihn von der Schweigepflicht entbindet (hierzu z. B. Göppinger, 1956 b, 1958 c, 1959; Jessnitzer, 1963 a; Kleinknecht, 1970, Anm. 11 zu § 53 StPO; Kohlhaas, 1958 b; Schmidt, E., 1957, Anm. 30 zu § 53 StPO). Lehnt dieser dagegen eine Entbindung ab, so wird dem Sachverständigen die Erstattung des Gutachtens z. B. dann nicht möglich sein, wenn dieses ohne Berücksichtigung jener früheren Befunde oder Angaben fehlerhaft wäre.

Bezüglich der beim Prozeß anwesenden Öffentlichkeit trifft den Richter die Verantwortung für die Offenbarung. Im Einzelfall kann der Sachverständige jedoch einen Ausschluß der Öffentlichkeit bei der Erstattung seines Gutachtens anregen (§ 170 ff. GVG).

3.3.1.4. Schweigepflicht dritten Personen gegenüber. Geheimnisse dritter Personen können dem Sachverständigen im Rahmen der Begutachtung durch den Probanden, durch diese oder andere dritte Personen sowie durch schriftliche Unterlagen bekannt werden.

Soweit es sich um Unterlagen handelt, die dem Sachverständigen durch das Gericht zugesandt worden sind, besteht im Rahmen des Prozesses und damit auch für das Gutachten weder eine Schweigepflicht noch ein Zeugnisverweigerungsrecht (s. o. 2.6.1.2.).

Soweit der Sachverständige solche Tatsachen aus Krankenunterlagen, die er sich zuschicken ließ, erfahren hat, unterliegt er uneingeschränkt der Schweigepflicht, es sei denn, er wurde von jener dritten Person oder derjenigen, die diese Tatsachen als Geheimnis mitgeteilt hat, *rechtswirksam (s. u. 3.3.2.) von der Schweigepflicht entbunden.*

Hat der Sachverständige die Tatsachen durch die dritte Person selbst erfahren, so unterliegt er ebenfalls uneingeschränkt der Schweigepflicht, es sei denn, jene hat ihn entbunden. Auch wenn er die Aussagen einer dritten Person als Befundtatsachen für die psychiatrische Diagnose und damit für die Beantwortung der Gutachtenfrage benötigt (s. o. 2.6.2.1.), ändert sich daran nichts. Die Berechtigung zur Mitteilung im Gutachten bezieht sich nur auf solche Tatsachen, die der Sachverständige von der Person erfahren hat, die er entsprechend dem Gutachtenauftrag zu untersuchen hatte (z. B. Beschuldigter, Kläger, Beklagter, aber auch Zeugen bei Glaubwürdigkeitsgutachten).

Falls also z. B. die zeugnisverweigerungsberechtigte Ehefrau des Probanden nur damit einverstanden ist, daß der Sachverständige sie exploriert, nicht dagegen damit, daß er ihre Angaben im Gutachten verwertet, darf er sie schon deshalb nicht explorieren, um durch ihre Angaben bei der Anfertigung des Gutachtens nicht (unzulässigerweise) beeinflußt zu sein.

Sollten dem Sachverständigen die Angaben einer sonstigen dritten Person, die kein Zeugnisverweigerungsrecht hat, die aber nicht damit einverstanden ist, daß er ihre Angaben im Gutachten verwertet, für die Erstattung seines Gutachtens unerläßlich erscheinen, dann kann er allenfalls deren Vernehmung als Zeuge durch das Gericht anregen (s. o. 2.6.2.1.).

Falls der Sachverständige dagegen die Geheimnisse Dritter durch den Beschuldigten oder eine andere dritte Person erfahren hat, muß der Geheimnisvermittler oder der Dritte selbst bezüglich dieses *speziellen Geheimnisses ausdrücklich* entbinden.

Ist die andere dritte Person zeugnisverweigerungsberechtigt und entbindet nicht, so unterliegt der Sachverständige der Schweigepflicht. Ansonsten besteht evtl. die Möglichkeit der Vernehmung der betreffenden Person als Zeuge durch das Gericht (s. o.). In der Praxis dürfte es allerdings kaum einmal vorkommen, daß die Verwertung von Geheimnissen Dritter (bei der Bestimmung des § 300 StGB (§ 203 StGB n. F.) bzw. § 53 StPO geht es ja nicht um irgendwelche Tatsachen bzw. Äußerungen, sondern ausdrücklich um Geheimnisse) für die psychiatrische Begutachtung unumgänglich notwendig sind (zu der Problematik des Geheimnisses mit weiterer Literatur s. Maurach, 1959; Schönke-Schröder, 1970, Rn. 5—5 b zu § 300 StGB; Schwarz-Dreher, 1968, Anm. 2 A zu § 300 StGB).

Bisweilen wird der Sachverständige Äußerungen, die die Geheimnisse Dritter betreffen, die aber der Schweigepflicht unterliegen, vom Inhalt her trotzdem im Gutachten verwenden können, ohne daß der Dritte erkennbar ist. So mag der Beschuldigte im Rahmen der Anamnese angeben, daß er sich bereits als Jugendlicher mit X und Y homosexuell betätigt habe. Soweit diese Tatsachen für das Gutachten erforderlich sind, können sie ohne Schwierigkeit ohne Namensnennung, nur mit dem Hinweis auf frühere wiederholte homosexuelle Betätigung im jugendlichen Alter, verwertet werden.

3.3.2. Rechtswirksame Entbindung von der Schweigepflicht

Eine Entbindung von der Schweigepflicht ist nur dann rechtswirksam, wenn der Patient auch weiß, *wovon* er entbindet. Im allgemeinen wird der Arzt jedoch davon ausgehen können, daß mit der Entbindung die *Erlaubnis zur Aussage über die vom Arzt erhobenen Befunde einschließlich der Diagnose sowie der therapeutischen Maßnahmen gegeben ist.* Entbindet der Patient sofort, nachdem er dem Arzt die Geheimnisse anvertraut hat, so bezieht sich die Entbindung in der Regel auf den gesamten Umfang des bekannt Gewordenen. Befinden sich darunter aber auch Geheimnisse, an die der Patient bei seiner Entbindung vermutlich nicht gedacht hat, oder handelt es sich um Geheimnisse Dritter, so liegt eine rechtswirksame Entbindung nur dann vor, wenn sich der Proband ausdrücklich mit der Offenbarung auch dieser Geheimnisse einverstanden erklärt. Anders ist es bei Aufzeichnungen, die in einem Krankenblatt über den Patienten enthalten sind und die der Patient nicht kennt, weshalb diese trotz Entbindung nicht ohne weiteres aus der Hand gegeben werden dürfen (s. u. 3.3.3.).

Die Entbindung als solche kann formlos erfolgen; es ist jedoch in Einzelfällen durchaus angezeigt, sich ausdrücklich und schriftlich von dem speziellen Geheimnis entbinden zu lassen. Ist der Proband selbst zur Verschwiegenheit verpflichtet und teilt er ohne rechtswirksame Entbindung das Geheimnis dem Sachverständigen mit (z. B. Arzt zu Arzt), wobei er dem Sachverständigen ausdrücklich die Erlaubnis zur Preisgabe dieser Geheimnisse gibt, macht er sich entsprechend § 300 StGB strafbar. Im Falle der Offenbarung durch den Sachverständigen verstößt dieser gegen seine ärztlichen Standespflichten und evtl. auch gegen § 300 StGB.

Bezüglich der Entbindung von Hilfspersonen oder solchen Personen, die sich in der Ausbildung befinden, gelten die Bestimmungen über das Zeugnisverweigerungsrecht entsprechend (§ 300 StGB (§ 203 StGB n. F.) bzw. § 53 a StPO; s. o. 2.6.1.2.).

3.3.3. Krankenblattherausgabe und Beschlagnahmeverbot

Ebenso wie die ärztliche Schweigepflicht ohne ein Zeugnisverweigerungsrecht des Arztes wertlos wäre, wäre auch das Recht des Arztes, über bestimmte Wahrnehmungen zu schweigen, in vielen Bereichen sinnlos, wenn man irgendeiner Institution, etwa den Gerichten, das unbeschränkte Recht zugestehen würde, sich die gewünschten Informationen durch Beschlagnahme der Unterlagen des die Aussage verweigernden Arztes zu beschaffen. Aus diesem Grunde hat der Gesetzgeber in § 97 StPO diejenigen Gegenstände, auf die sich das Zeugnisverweigerungsrecht des § 53 StPO bezieht, ausdrücklich von der Beschlagnahme ausgeschlossen (im einzelnen vgl. hierzu Göppinger, 1955, 1958 a; Kohlhaas, 1964; Lenckner, 1966; vgl. in jüngster Zeit auch BVerfG NJW 1972, 1123).

Das Problem der Herausgabe ärztlicher Aufzeichnungen (also insbesondere der Krankenblätter, Röntgenaufnahmen, Cardiogramme usw.), wird im Zusammenhang mit der Begutachtung in zweifacher Beziehung relevant: Einmal bezüglich der Aufzeichnungen des Sachverständigen an das Gericht, zum anderen bezüglich der Aufzeichnungen anderer Ärzte an den Sachverständigen oder das Gericht.

Grundsätzlich können aus freien Stücken ärztliche Aufzeichnungen sowohl vom Sachverständigen an das Gericht als auch von anderen Ärzten herausgegeben werden, falls die Entbindung von der Schweigepflicht durch den Patienten dies erlaubt. Der Arzt hat zu prüfen, ob er aufgrund der Entbindung zur Herausgabe befugt ist und damit kein Verstoß entsprechend § 300 StGB (§ 203 StGB n. F.) vorliegt. Gegebenenfalls hat er die Herausgabe bei einem evtl. gegen ihn eingeleiteten Strafverfahren zu vertreten.

Werden solche Unterlagen *an das Gericht* herausgegeben, so kann der Arzt nicht damit rechnen, daß der Inhalt derselben im Rahmen des Prozesses nicht verwertet wird. Er muß sich also zuvor vergewissern, daß er mit der Herausgabe seine Geheimhaltungspflicht nicht verletzt. Im Falle der Herausgabe *an den ärztlichen Sachverständigen* aufgrund einer Entbindung von der Schweigepflicht durch den ehemaligen Patienten kann er dagegen darauf vertrauen, daß dieser über die Tragweite der rechtswirksamen Entbindung des Probanden Bescheid weiß und solche Tatsachen nicht verwertet, auf die sich die Entbindung bei einer vernünftigen Auslegung derselben nicht bezieht (es sind dies praktisch alle Geheimnisse außer dem Befund, der Diagnose und der Therapie — s. o.), es sei denn, der Sachverständige hat auch für sie eine ausdrückliche Entbindung durch den Patienten erhalten. Der übersendende Arzt kann darauf in einem (evtl. vorgedruckten) Begleitschreiben ausdrücklich hinweisen. Damit geht die

Verantwortung für die Wahrung der Geheimhaltungspflicht bezüglich solcher Geheimnisse, die von der Entbindung durch den Probanden nicht erfaßt sind (z. B. Geheimnisse Dritter) auf den Arzt (Sachverständiger) über, dem die Aufzeichnungen überlassen werden. Gibt dieser Geheimnisse aus den überlassenen Krankenunterlagen ohne entsprechende Entbindung preis, so kann er sich nicht darauf berufen, daß er infolge der Übersendung der Krankenunterlagen dazu befugt gewesen sei.

Hat der Arzt, dessen Patient der Beschuldigte (Kläger usw.) zuvor war, Bedenken, seine Unterlagen herauszugeben, so kann er die an ihn gerichteten Fragen des Sachverständigen — falls eine Entbindung durch den Probanden vorliegt — einzeln beantworten. Lehnt er auch dies ab, so bleibt dem Sachverständigen — falls die Unterlagen unerläßlich sind — nur die Möglichkeit, eine Vernehmung des betreffenden Arztes als Sachverständiger bzw. sachverständiger Zeuge (s. o.) durch das Gericht zu beantragen.

Eine Beschlagnahme der ärztlichen Unterlagen (§ 97 StPO) ist nur dann zulässig, wenn die rechtswirksame Entbindung von der Schweigepflicht sich auf den *gesamten* Inhalt der Aufzeichnungen bezieht, also bezüglich des *gesamten* Inhaltes kein Zeugnisverweigerungsrecht (§ 53 StPO) mehr besteht. Gerade im psychiatrischen Bereich ist zur richtigen Diagnosestellung und Behandlung jedoch mehr als nur die Erhebung einiger Krankheitsdaten aus der Lebensanamnese und eine eingehende körperliche Untersuchung notwendig. Es werden sich deshalb in der Regel in den Aufzeichnungen auch zahlreiche Geheimnisse Dritter finden, ganz abgesehen von Geheimnissen des Probanden selbst, die dieser z. B. in willensunfähigem Zustand während einer Psychose preisgegeben hat, ohne daß er sich später bei einer etwaigen Entbindung von der Schweigepflicht daran erinnern kann. Hinsichtlich dieser Geheimnisse ist der Psychiater — trotz allgemeiner Entbindung durch den Patienten — zur Verschwiegenheit verpflichtet und hat auch ein Zeugnisverweigerungsrecht. Daher unterliegen Aufzeichnungen hierüber dem Beschlagnahmeverbot, das auch durch eine grundsätzliche Einwilligung des Untersuchten nicht aufgehoben ist (Göppinger, 1958 c). Schließlich sei noch auf die Notizen des Arztes zu dem Krankheitsbild, zu besonderen Vorkommnissen in diesem Zusammenhang und vor allem zu seinen Überlegungen, die zum Teil *keineswegs verbindlich* sind, sondern eine Art Gedächtnisstütze darstellen, hingewiesen. Sie unterliegen weder der Verfügungsgewalt des Patienten noch der Beschlagnahme. Nur der Psychiater kann entscheiden, ob die im Krankenblatt enthaltenen Aufzeichnungen nur Tatsachen betreffen, zu deren Offenbarung er aufgrund der Entbindung von der Schweigepflicht verpflichtet ist, oder auch solche Geheimnisse, deren Kundgabe wegen der weiterhin bestehenden ärztlichen Schweigepflicht verboten ist. Dem Richter hingegen ist eine solche Entscheidung nicht möglich. Daher ist die Frage zu verneinen, ob eine Beschlagnahme entsprechend § 97 StPO lediglich unter Berufung auf den Fortfall der Schweigepflicht aufgrund des Gutachtenauftrages erfolgen kann (Göppinger, 1955, 1958 a; Müller-Dietz, 1965).

Im Prinzip gilt das gleiche für die Herausgabe bzw. die Beschlagnahme der im Rahmen der psychiatrischen Begutachtung beim Sachverständigen angefallenen Akten, in denen Geheimnisse des Probanden bzw. dritter Personen enthalten sind. Falls keine rechtswirksame Entbindung für *sämtliche* Geheimnisse, die in diesen Aufzeichnungen enthalten sind, vorliegt, besteht insoweit aufgrund der Schweigepflicht ein Zeugnisverweigerungsrecht und damit auch ein Beschlagnahmeverbot (s. dazu auch Hertel, 1966). Allerdings wird es im Rahmen des *laufenden* Verfahrens im allgemeinen möglich sein, eine rechtswirksame Entbindung für alle dem Sachverständigen durch den Probanden bekanntgewordenen Geheimnisse zu erlangen (falls dieser überhaupt gewillt ist zu entbinden), da in der Regel alle Geheimnisvermittler noch leichter erreichbar sind als zu einem späteren Zeitpunkt.

Literatur

Achté, K. A.: Die iatrogenen Krankheiten in der Psychiatrie, Z. Präv.-Med. **11**, 434 (1966).

Adams, A. E., Gehlen, W.: Neurologische Diagnostik in der Praxis. Dtsch. med. Wschr. **95**, 1341 (1970).

Alsberg, M., Nüse, K.-H.: Der Beweisantrag im Strafprozeß. 3. Aufl. Köln-Berlin-Bonn-München: Heymanns 1967.

Altavilla, E.: Forensische Psychologie, Bd. 1: Der psychologische Prozeß und die gerichtliche Wahrheit; Bd. 2: Die Psychologie der Strafprozeßbeteiligten, Graz-Wien-Köln: Styria 1955.

Alzheimer, O.: Das Delikt als Symptom. Med. Sachv. **58**, 169 (1962).

Arbab-Zadeh, A.: Des Richters eigene Sachkunde und das Gutachterproblem im Strafprozeß, NJW **1970**, 124.

Arbab-Zadeh, A.: Neues aus der Rechtsprechung: Schweigepflicht und Schweigerecht der Ärzte untereinander. Aktuelle Chir. **6**, 143 (1971).

Arnau, F.: Zur Situation des gerichtsmedizinischen Gutachterwesens in der westdeutschen Bundesrepublik. Kriminalistik u. forens. Wiss. **1970**, 257.

Arndt, A.: Schutz (z. B. des Arztgeheimnisses) vor dem Ermittlungsentschluß der Staatsanwaltschaft (§ 152 StPO)? NJW **1962**, 2000.

Arntzen, F.: Psychologie der Zeugenaussage. Göttingen: Verlag für Psychologie 1970.

Aschaffenburg, G.: Geschworenengericht und Sachverständigentätigkeit, 1906.

Auerbach, E.: Das Zeugnisverweigerungsrecht weibl. Ärzte in Strafsachen. JW **1902**, 381.

v. Baeyer, W.: Die Freiheitsfrage in der forensischen Psychiatrie mit besonderer Berücksichtigung der Entschädigungsneurosen. Nervenarzt **28**, 337 (1957).

v. Baeyer, W.: Zur Frage der strafrechtlichen Zurechnungsfähigkeit von Psychopathen. Nervenarzt **38**, 185 (1967).

Balanescu, S.: Kriminalität und Psychiatrie. Fortschr. Neurol. Psychiat. **35**, 280 (1967).

Bartels, H. A.: Mängel und Fehler im sozialgerichtlichen Sachverständigengutachten. Med. Sachv. **58**, 10 (1962).

Bärtschi-Rochaix, W.: Einführung in die neurologische Diagnostik. München-Basel: Reinhardt 1952.

Bauer, H. J.: Klinisch-neurologische Untersuchungsmethoden, ihre Indikationen, ihr Aussagewert und ihre Gefahren. Regensburg. Jb. ärztl. Fortbild. **13**, 341 (1965).

Baumann, J.: Das Krankenhaus und die Schweigepflicht. Zentrallehrgang **1959**, 54.

Baumann, J.: Unterbringung und Freiheitsentziehung. In: Göppinger, H., Witter, H. (Hrsg.): Hdbforens. Psychiatrie, Bd. I. Berlin, Heidelberg, New York: Springer 1972.

Beck, K.: Das Eigentumsrecht an der Krankengeschichte. Ärzteblatt **55**, 258 (1926).

Becker, W.: Um das ärztliche Berufsgeheimnis im Strafverfahren. Med. Welt **16**, 733 (1942).

Becker, W.: Die Wahrung der Schweigepflicht im Strafrecht. Ärztl. Mitt. **38**, 703 (1953).

Beeck, M. in der, Wuttke, H.: Grundlagen und Grenzen der ärztlichen Aufklärungspflicht. Diskussionsbeitrag zur Arbeit von E. Hirschberg: Zur Frage der Aufklärungspflicht. Überlegungen aus nervenärztlicher Sicht. [Nervenarzt **40**, 25 (1969)]. Nervenarzt **40**, 587 (1969).

Behrend, R. C., Gänshirt, H., Haller, O., Janz, D., Kalm, H.: Neurologie und Psychiatrie. Nervenarzt **33**, 245 (1962).

Beier, R.: Rechtsfragen bei psychischen Erkrankungen. Therapiewoche **16**, 777—786 (1966).

Bellavić, H.: Persönlichkeitsgutachten und Öffentlichkeit in der Hauptverhandlung. Kriminalbiol. Gegenwartsfr., Heft **5**, 72. Stuttgart: Enke 1962.

Bendix, L.: Die Rechtspflicht des Schweigens (insbes. mit Rücksicht auf § 300 des StGB). Goltd. Arch. **52**, 1 (1905).

Berg, S. P.: Grundriß der Rechtsmedizin. Mit Arztrecht und Versicherungsbegutachtung. 9. erw. Aufl. München: Müller u. Steinicke 1971.

Bewer, C.: Nochmals: Herausgabe von Krankenblättern durch den Arzt. JR 1956, 11.

Bewer, C.: Zur Schweigepflicht des Arztes nach dem Tode des Anvertrauenden. Berl. Ärztebl. 73, 374 (1960).

Bewer, C.: Nur der Patient entscheidet über Aussagerecht und -pflicht des Arztes. Z. ärztl. Fortbild. 50, 74 (1961).

Biedermann, H.: Werden medizinische Gutachten im „gesundheitlichen Interesse" erstattet? Med. Sachv. 54, 150 (1958).

Bischoff, W.: Die Herbeiziehung ärztlicher Unterlagen zur sozialmedizinischen Begutachtung. Med. Sachv. 65, 102 (1969).

Bischoff, W.: Die Beurteilung medizinischer Fragen durch den Richter. Med. Sachv. 65, 223 (1969).

Blau, G.: Der psychologische Sachverständige im Strafprozeß. In: Blau, G., Müller-Luckmann, E. (Hrsg.): Gerichtliche Psychologie. S. 344. Neuwied-Berlin: Luchterhand 1962.

Bleuler, M.: Lehrbuch der Psychiatrie. 11. Aufl. Berlin-Heidelberg-New York: Springer 1969.

Bleuler, M.: Die psychiatrische Krankengeschichte: Spiegel, Bremsklotz und Bahnbrecher des Fortschrittes. Wien. Z. Nervenheilk. 25, 125 (1967).

Block, W.: Gutachtenerstattung — eine staatsbürgerliche Pflicht. Med. Sachv. 52, 92 (1956).

Böcher, W.: Über die Brauchbarkeit des Rorschach-Tests als klinische Untersuchungsmethode. Fortschr. Neurol. Psychiat. 30, 1 (1962).

Böcher, W.: Wege und Probleme einer Erfassung der menschlichen Persönlichkeit. Fortschr. Neurol. Psychiat. 33, 161 (1965).

Bockelmann, P.: Strafrichter und psychologischer Sachverständiger. Goltd. Arch. 1955, 331.

Bockelmann, P.: Das Strafrecht des Arztes. In: Ponsold, A. (Hrsg.): Lehrbuch der Gerichtlichen Medizin. 3. Aufl. S. 1, Stuttgart: Thieme 1967.

Bockelmann, P.: Strafrecht des Arztes. Stuttgart: Thieme 1968.

Bodechtel, G.: Differentialdiagnose neurologischer Krankheitsbilder. 2. Aufl. Stuttgart: Thieme 1963.

Bohne, G., Sax, W.: Der strafrechtliche Schutz des Berufsgeheimnisses. Deutsche Landesreferate zum III. Int. Kongreß f. Rechtsvergl. 1950, 931.

Boller, W.: Die Auskunftspflicht des behandelnden Arztes. Med. Sachv. 62, 255 (1966).

Boroffka, A.: Ungenaue Fragestellung — unzulängliche Gutachten. Med. Sachv. 56, 58 (1960).

Bott-Bodenhausen, M.: Die Problematik von Glaubwürdigkeitsuntersuchungen. Berlin 1969.

Bräutigam, W.: Reaktionen, Neurosen, Psychopathien; ein Grundriß der Kleinen Psychiatrie. Stuttgart: Thieme 1968.

Bräutigam, W.: Forschungsrichtungen und Lehrmeinungen der Psychoanalyse. In: Göppinger, H., Witter, H. (Hrsg.): Hdbforens. Psychiatrie, Bd. I. Berlin, Heidelberg, New York: Springer 1972.

Brengelmann, J. C.: Psychologische Methodik und Psychiatrie. In: Gruhle, H. W. et al. (Hrsg.): Psychiatrie der Gegenwart, Bd. I/1. Berlin-Göttingen-Heidelberg: Springer 1963.

Bresser, P. H.: Der Psychologe und § 51 StGB. NJW 1958, 248.

Bresser, P. H.: Anm. zu BGH-Urteil. NJW 1959, 2315.

Bresser, P. H.: Die Hirnkammerluftfüllung im Rahmen der forensisch-psychiatrischen Begutachtung. Med. Sachv. 57, 5 (1961).

Bresser, P. H.: Grundlagen und Grenzen der Begutachtung jugendlicher Rechtsbrecher. Berlin: de Gruyter 1965.

Brocke, E., Reese, W.: Die Entschädigung von Zeugen, Sachverständigen und ehrenamtlichen Richtern. 2. Aufl. Berlin: Dunker & Humboldt 1964.

Broekman, J. M.: Phänomenologisches Denken in Philosophie und Psychiatrie. Confin. psychiat. (Basel) 8, 165 (1965).

Bronisch, W. F.: Psychiatrie und Neurologie. Berlin-Heidelberg-New York: Springer 1971.

Bumke, O., Foerster, O. (Hrsg.): Handbuch der Neurologie, Berlin: Springer 1935—37.

Buresch, E.: Über den Kausalbegriff in der Sozialrechtspflege. Med. Sachv. 53, 58 (1957).

Buresch, E.: Aufgaben des Richters und Sachverständigen im Sozialgerichtsverfahren. Med. Sachv. 54, 57 (1958).

Bürger-Prinz, H.: Das Erlebnisfeld des Kranken und der objektive Befund. Ärztl. Fortbild. 15, 145 (1967).

Busch, R.: Zum Zeugnis- und Untersuchungsverweigerungsrecht der Angehörigen des Beschuldigten. Festschrift für Eberhard Schmidt zum 70. Geburtstag, S. 569. Göttingen: Vandenhoeck u. Ruprecht 1961.

Bushart, W.: Über den Zeitpunkt der Untersuchung bei periodischen Reaktionen des Nervensystems. Verh. dtsch. Ges. inn. Med. 73, 663 (1967).

Buss, W.: Möglichkeiten zur Beschleunigung des sozialen Rechtsverfahrens. Med. Sachv. 57, 37 (1961).

Cabanis, D.: Grenzen und Möglichkeiten der forensischen Psychodiagnostik. Dtsch. Z. gerichtl. Med. 55, 259—260 (1964 a).

Cabanis, D.: Zur forensischen Bedeutung der Testpsychologie. Münch. med. Wschr. 106, 974 bis 977 (1964 b).

Cabanis, D.: Zur Problematik der Begutachtung von Zeugen und Tätern durch den gleichen Sachverständigen. Münch. med. Wschr. 106, 1785—1787 (1964 c).

Cabanis, D.: Über die Berechtigung und Notwendigkeit psychologischer Untersuchungen in der forensischen Psychiatrie. Berliner med. Wschr. 16, 634—636 (1965 a).

Cabanis, D., Bayreuther, H.: Forensisch-psychiatrische Beurteilung und Psychopathologie der Narkolepsie. Dtsch. Z. gerichtl. Med. 56, 392—410 (1965 b).

Cabanis, D.: Zum Problem der psychiatrischen Begutachtung vor Gericht. Hippokrates 37, 405 bis 408 (1966).

Cabanis, D.: Psychologische Befunde und Wahrung des Patientengeheimnisses. Münch. med. Wschr. 111, 2523 (1969 a).

Cabanis, D.: Verfahrensrechtliche Behinderung psychiatrischer Sachverständigentätigkeit. Münch. med. Wschr. 111, 2234—2237 (1969 b).

Cabanis, D.: Möglichkeiten und Grenzen der forensisch-psychiatrischen Begutachtung. Köln: Heymanns 1971.

Claasen, W., Kaufmann, F. W., Schulte, K.-H.: Aspekte der chronischen Gastritis in der sozialmedizinischen Begutachtung. Med. Sachv. 66, 133 (1970).

Clauser, G.: Lehrbuch der biographischen Analyse. Stuttgart: Thieme 1963.

Debes, F.: Ärztliche Schweigepflicht und ärztliche Aufklärungspflicht in der deutschen medizinischen und juristischen Literatur von 1945 bis 1966. Diss. Marburg 1967.

Decker, K.: Klinische Neuroradiologie. Stuttgart: Thieme 1960.

Deglmann, T.: Medizin und Sozialgerichtsbarkeit. Med. Sachv. 54, 204 (1958).

Demme, H.: Die Liquordiagnostik in Klinik und Praxis. 2. Aufl. München: Urban u. Schwarzenberg 1950.

Dennemark, H. G.: Das gerichtsärztliche Gutachten eine Vertrauenskrise? NJW 1970, 1960.

Dennemark, H. G.: Der ärztliche Gutachter beim Strafgericht. DRiZ 1971, 232.

Deschl, H.: Das Berufsgeheimnis im Strafrecht. Jur. Diss. München 1937.

Dohle, A. F.: Die Schweigepflicht des Arztes, insbesondere in Beziehung zu der Offenbarungspflicht des § 1543 d RVO. Jur. Diss. (Masch. Schr.) Köln 1956.

Döhner, W.: Gefälligkeitsgutachten. Med. Sachv. 54, 240 (1958).

Döhner, W., Neumann, H.: Fehlbeurteilung von Süchtigen bei nervenärztlicher Begutachtung. Med. Sachv. 54, 253 (1958).

Dolderer, O.: Beweis durch Urkunden im Strafprozeß (§§ 249—256 StPO) unter bes. Berücksichtigung der Grundsätze der Mündlichkeit und Unmittelbarkeit. Jur. Diss. (Masch. Schr.) Tübingen 1956.

Doll, P. J.: Der Eid des Sachverständigen im Strafverfahren. Méd. lég. Dommage corp. 4, 39 (1971).

Dörner, K.: Interview und Exploration. Nervenarzt 37, 18 (1966).

Dorsch, F.: Psychologisches Wörterbuch, 8. Aufl. Hamburg-Bern: Meiner u. Huber 1970.

Dubitscher, F.: Der „Versorgungs"-Arzt und das Sozialgerichtsverfahren. Med. Sachv. 54, 185 (1958).

Ebermayer, L.: Arzt und Patient in der Rechtsprechung. Berlin: Mosse 1925.

Ebermayer, L.: Der Arzt im Recht. Leipzig: Thieme 1930.

Eglin, O.: Über die ärztliche Schweigepflicht. Therapiewoche 20, 3420 (1970).

Ehrhardt, H.: Reform der Gebührenordnung für Gerichtssachverständige. Nervenarzt 26, 453 (1955).

Ehrhardt, H.: Die Neuordnung der Entschädigung für Gerichtsgutachten. Nervenarzt **28**, 95 (1957).

Ehrhardt, H., Villinger, W.: Forensische und administrative Psychiatrie. In: Gruhle, H. W. et al. (Hrsg.): Psychiatrie der Gegenwart, Bd. III, S. 181. Berlin-Göttingen-Heidelberg: Springer 1961.

Ehrhardt, H.: Psychiatrie und Recht. Bayer. Ärztebl. **18**, 950 (1963).

Ehrhardt, H.: Die Schuldfähigkeit in psychiatrisch-psychologischer Sicht. In: Frey, E. R.: Schuld, Verantwortung, Strafe. Zürich: Schulthess 1964.

Ehrhardt, H.: Begutachtung der Neurose. Med. Sachv. **61**, 163 (1965).

Ehrhardt, H.: Zur Frage des forensischen Beweiswertes kriminologisch-psychiatrischer Aussagen. MSchr. Krim **50**, 233 (1967).

Ehrhardt, H.: Zur Reform von Maßregelrecht und Maßregelvollzug. Fortschr. Neurol. Psychiat. **37**, 660 (1969).

Ehrhardt, H.: Psychiatrie (Psychopathologie, Begutachtung). In: Sieverts, R., Schneider, H. J. (Hrsg.): Handwörterbuch der Kriminologie, S. 344. Berlin-New York: de Gruyter 1971.

Englert, H.: Nochmals: „Das gerichtsärztliche Gutachten eine Vertrauenskrise?" NJW **1971**, 235.

Erbslöh, F.: Möglichkeiten der einfachen neurologischen Diagnostik im Rahmen der körperlichen Gesamtuntersuchung. Regensburg. Jb. ärztl. Fortbild. **13**, 325 (1965).

Erdsiek, G.: Zur Schweigepflicht des Arztes nach dem Tode des Patienten. NJW **1963**, 652.

Erpelt, W.: Das Heilverfahren aus der Sicht des Gutachters. Med. Sachv. **66**, 16 (1970).

Ewald, G.: Neurologie und Psychiatrie. 5. Aufl. München-Berlin: Urban u. Schwarzenberg 1964.

Feudell, P., Kunze, H. G.: Arbeitsmethoden der Neurologie. In: Emmerich, R. (Hrsg.): Arbeitsmethoden der Inneren Medizin, Bd. IV. Jena: Fischer 1965.

Finke, J.: Bei welchen Fragestellungen kann das EEG weiterhelfen? Hippokrates **36**, 220—223 (1965).

Finke, J.: Die neurologische Untersuchung. München: Lehmann 1968.

Fischer, A. W., Hergert, R., Molineus, G.: Das ärztliche Gutachten im Versicherungswesen. 2. Aufl. München: Barth 1955.

Fischer, J.: Besonderheiten der Entschädigung der sogenannten Sitzungsärzte bei den Sozialgerichten. Med. Sachv. **55**, 123 (1959 a).

Fischer, J.: Leistung und Entschädigung des Sitzungsarztes beim Sozialgericht. Med. Sachv. **55**, 250 (1959 b).

Fischer, M.: Berufsgeheimnis und Herausgabe der Krankengeschichten. Allg. Z. Psychiat. **71**, 464 (1914 a).

Fischer, M.: Die Ausleihung der Krankengeschichten. Münch. med. Wschr. **61**, 2274, 2306 (1914 b).

Fischer, M.: Die Herausgabe der Krankengeschichten an Behörden. Z. ges. Neurol. Psychiat. **100**, 652 (1926).

Fischgold, H., Dreyfus-Brisac, C.: Das Elektroencephalogramm. Stuttgart: Thieme 1968.

Flor, G.: Beruf und Schweigepflicht — eine Gegenüberstellung. JR **1953**, 368.

Franke, W.: Die medizinischen Sachverständigen in Gerichtsverfahren aus juristischer Sicht. Med. Klin. **64**, 1777 (1969).

Freedman, L. Z.: Psychiatry and Law. Progr. Neurol. Psychiat. **24**, 403 (1969).

Frey, E. R.: Zur Frage des ärztlichen Zeugnisverweigerungsrechts. Festschrift für Hans Felix Pfenninger, S. 41. Zürich: Schulthess 1956.

Friedrichs, H.: Die Aussage psychologischer Exploration. In: Gottschaldt, K., Lersch, Ph., Sander, F., Thomae, H. (Hrsg.): Handbuch der Psychologie, Band 11: Forensische Psychologie, S. 3. Göttingen: Verlag für Psychologie 1967.

Friederichs, H.: Ablehnung, Gutachtenverweigerung und Entbindung von der Gutachtenpflicht eines medizinischen Sachverständigen. Med. Sachv. **65**, 217 (1969).

Friederichs, H.: Persönliche Gutachterpflicht in Kliniken und Obergutachten. DRiZ **1971**, 312.

Frinken, W. P.: Diagnostik bei Psychosen. Wehrmed. Wschr. **11**, 39 (1967).

Fuchs, G.: Dokumentation als Hilfsmittel für den ärztlichen Gutachter. Med. Sachv. **66**, 21 (1970).

Ganal, R.: Zur Problematik des Begriffes der Glaubwürdigkeit und seiner Beurteilung. Zbl. Neurol. Psychiat. **157**, 186 (1960).

Gänshirt, H.: Die klinischen Untersuchungsmethoden in der Diagnostik der traumatischen Hirnschädigungen. Dtsch. med. J. 14, 257 (1963).

Gebauer, G.: Das versorgungsärztliche Gutachten im sozialgerichtlichen Verfahren. Med. Sachv. 53, 30 (1957).

Geerds, F.: Juristische Probleme des Sachverständigenbeweises. Arch. Kriminol. 137, 61, 155 (1966).

Geilen, G.: Rechtsfragen der Aufklärungspflicht. In: Mergen, A. (Hrsg.): Die juristische Problematik in der Medizin, S. 11. München: Goldmann 1971.

Gelhaar, W.: Pflichten des Amtsarztes bei der Erstattung von Gutachten über die Notwendigkeit einer Zwangseinweisung — Persönliche Untersuchungspflicht vor Abgabe des Gutachtens. Dtsch. med. Wschr. 85, 2332 (1960).

Geller, W.: Berechtigte Kritik am Sachverständigen? MSchr.Krim 50, 251—259 (1967).

Gerchow, J.: Bemerkungen zur sog. Krise des Sachverständigenbeweises. Arch. Kriminol. 134, 125—136 (1964).

Glatthaar, G. W.: Die Mitwirkung Beschuldigter bei ihrer ärztlichen Untersuchung und das Grundgesetz. Med. Sachv. 59, 113 (1963).

Gloor, P.: Die Neurophysiologie als Grundlage der klinischen Neurologie. Schweiz. med. Wschr. 93, 1293 (1963).

Gölkel, E.: Neuregelung der Entschädigung für gerichtliche Sachverständige in Vorbereitung. Med. Sachv. 52, 57 (1956).

Göppinger, H.: Der ärztliche Eingriff in Narkose bei der Begutachtung im Strafprozeß (§ 81 a StPO). Nervenarzt 23, 246 (1952).

Göppinger, H.: Leistung und Honorierung des Sachverständigen. Med. Sachv. 54, 81 (1958 d).

Göppinger, H.: Die ärztliche Bescheinigung im Strafrecht (§ 278 StGB). Ärztl. Wschr. 17, 400 bis 404 (1954 a).

Göppinger, H.: Die Beschlagnahmefreiheit der ärztl. Aufzeichnungen (§97 StPO). Ärztl. Mitt. 1955, 361.

Göppinger, H.: Die Aufklärung und Einwilligung bei der ärztlichen, besonders der psychiatrischen Behandlung. Fortschr. Neurol. Psychiat. 24, 54 (1956 a).

Göppinger, H.: Zur Tätigkeit des Arztes im Sozialgerichtsverfahren. Dtsch. med. Wschr. 81, 1815 (1956 b).

Göppinger, H.: Die Entbindung von der Schweigepflicht und die Herausgabe oder Beschlagnahme von Krankenblättern. NJW 1958 a, 241.

Göppinger, H.: Schweigepflicht, Anm. zum Beschl. des LSG Bremen. NJW 1958 b, 278.

Göppinger, H.: Die Entbindung von der Schweigepflicht durch den Patienten und ihre Auswirkung im Prozeß. Ärztl. Mitt. 1958 c, 1326; 1959, 638.

Göppinger, H.: Psychopathologische und tiefenpsychologische Untersuchungsmethoden und ihr Aussagewert für die Beurteilung der Täterpersönlichkeit und der Schuldfähigkeit. NJW 1961, 241.

Göppinger, H.: Methodologische Probleme und ihre Auswirkungen bei der Begutachtung. Kriminalbiol. Gegenwartsfr., Heft 5, 110. Stuttgart: Enke 1962.

Göppinger, H.: Die gegenwärtige Situation der Kriminologie. Recht und Staat, Heft 288/289. Tübingen: J. C. B. Mohr 1964.

Göppinger, H. (Hrsg.): Arzt und Recht. Becksche Schwarze Reihe. Bd. 41. München: C. H. Beck 1966.

Göppinger, H.: Neuere Ergebnisse der kriminologischen Forschung in Tübingen. Kriminol. Gegenwartsfr., Heft 9. Stuttgart: Enke 1970.

Göppinger, H., H. Witter (Hrsg.): Handbuch der forensischen Psychiatrie; 2. Bd. Berlin, Heidelberg, New York: Springer 1972.

Göppinger, H.: Kriminologie, 2. Aufl. München: C. H. Beck 1973.

Gottschick, J.: Die medizinische Beurteilung der Zurechnungsfähigkeit. Med. Sachv. 53, 109 (1957).

Gottschick, J.: Medizinisches und juristisches Kausaldenken. Med. Sachv. 55, 137 (1959).

Gottschick, J.: Sachverständige und ihre Auftraggeber. Med. Sachv. 63, 154 (1967).

Graf, L.: Die Funktion des medizinischen Gutachtens bei der Feststellung der Schuld im Strafprozeß. Offene Fragen zwischen Ärzten und Juristen; Studien und Berichte der Katholischen Akademie in Bayern, Heft 20, S. 145. Würzburg: Echter 1963.

Grassberger, R.: Psychologie des Strafverfahrens. 2. Aufl. Wien-New York: Springer 1968.

Gravenkamp, H.: Die Anamnese in der medizinischen Begutachtung. Med. Sachv. **66**, 90 (1970).

Grömig, H.: Abgrenzung der Aufgaben zwischen ärztlichem Sachverständigen und Richter. Med. Mschr. **22**, 237 (1968).

Grömig, U.: Die Schweigepflicht des Amtsarztes und des gerichtlichen Sachverständigen. Berl. Ärztebl. **67**, 607 (1970).

Grömig, U.: Schweigepflicht der Ärzte untereinander. NJW **1970**, 1209.

Gruhle, H. W.: Der § 51 StGB vom Standpunkt des Psychiaters. Kriminalbiol. Gegenwartsfr. **1**, 84. Stuttgart: Enke 1953.

Gruhle, H. W.: Gutachtentechnik. Berlin-Göttingen-Heidelberg: Springer 1955.

Grünwald, G.: Beweisverbote und Verwertungsverbote im Strafverfahren. JZ **1966**, 489.

Grüter, W.: Recht und Pflicht der Herausgabe von Krankengeschichten und Untersuchungsunterlagen. Ärztl. Mitt. **41**, 64, 99, 474 (1956).

Guilford, J. P.: Persönlichkeit. Logik, Methodik und Ergebnisse ihrer quantitativen Erforschung. Weinheim/Bergstr.: Beltz 1964.

Häberlein, G. W.: Der Sachverständige im deutschen Recht. Marburg 1911.

Hackel, W.: Drittgeheimnisse innerhalb der ärztlichen Schweigepflicht. NJW **1969**, 2257, 2277.

Haddenbrock, S.: Zur Frage eines theoretischen oder pragmatischen Krankheitsbegriffes bei Beurteilung der Zurechnungsfähigkeit. Mschr.Krim. **38**, 183 (1955).

Haddenbrock, S.: Die psychopathologische Diagnose und ihre normative Bewertung. In: Kranz, H. (Hrsg.): Psychopathologie heute; Festschr. f. Kurt Schneider, S. 278. Stuttgart: Thieme 1962.

Häfner, H., Kisker, K. P.: Ein psychiatrisch-klinisches Diagnoseschema. Nervenarzt **35**, 34 (1964).

Haisch, E.: Zur Fragwürdigkeit der konventionellen forensischen Psychiatrie. Med. Sachv. **56**, 217 (1960).

Hanack, E.-W.: Zum Problem der Gutachterpflicht, insbesondere in Kliniken, NJW **1961**, 2041.

Händel, K.: Anforderungen an das fachärztliche Gutachten in Unterbringungsfällen. Suchtgefahren **16**, 12 (1970).

Harrer, G.: Diagnostisch-therapeutische Verwertung technischer Laborbefunde bei neurologischen und psychiatrischen Krankheitsbildern. Mkurse ärztl. Fortbild. **20**, 239 (1970).

Hartmann, R.: Zusammenarbeit zwischen Richter und Sachverständigen im Rahmen des Verfahrens über die bedingte Entlassung. Kriminalbiol. Gegenwartsfr. Heft **5**, 220 (1962).

Haueisen, F.: Sachverständige nur natürliche Personen (nicht Kliniken, Krankenhäuser oder Heilanstalten). Dtsch. med. Wschr. **90**, 2030 (1965).

Hauffe, R.: Der behandelnde Arzt in der Sozialgerichtsbarkeit. Med. Sachv. **60**, 49 (1964).

Hauffe, R.: Der medizinische Sachverständige. Med. Sachv. **61**, 171 (1965).

Hauffe, R.: Gutachten gegen Gutachten. Med. Sachv. **62**, 54 (1966).

Hegler, A.: Die Unterscheidung des Sachverständigen vom Zeugen im Prozeß. Arch. civ. Praxis **104**, 151 (1909).

Heide, K. G., Peters, K.: Überlegungen zur rechtlichen Situation des medizinischen Sachverständigen bei Kindesverwechslung (§ 169 StGB) aus ärztlicher Sicht. Med. Sachv. **66**, 208 (1970).

Heinitz, E.: Der psychiatrische Sachverständige in Sittlichkeitsprozessen von juristischer Sicht. Zbl. Neurol. Psychiat. **157**, 185 (1960).

Heinitz, E.: Richter und medizinischer Sachverständiger im neuen Strafrecht. Münch. med. Wschr. **112** (1970).

Heiss, R. (Hrsg.): Handbuch der Psychologie, Bd. 6. Göttingen: Verlag für Psychologie 1964.

Helm, J.: Über den Gegenstand psychodiagnostischer Methoden. Psychiat. Neurol. med. Psychol. (Lpz.) **16**, 269 (1964).

Helmchen, H., Hippius, H., Meyer, J.-E.: Ein neues psychiatrisches Diagnoseschema. Nervenarzt **37**, 115 (1966).

Helmchen, H.: Bedingungskonstellationen paranoid-halluzinatorischer Syndrome. Zugleich ein methodischer Beitrag zur Untersuchung psychopathologisch-elektroencephalographischer Korrelationen. Berlin-Heidelberg-New York: Springer 1968.

Hennies, G.: Unterschiede zwischen juristischem und medizinischem Denken und die Stellung des Sachverständigen in der Sozialgerichtsbarkeit. Med. Sachv. **63**, 213 (1968).

Herbst, L.: Öffentlichkeit der Hauptverhandlung, Arztgeheimnis und Schutz der Menschenwürde. NJW **1969**, 546.

Herdegen, G.: Zur Beschlagnahme und Verwertung schriftl. Mitteilungen im Gewahrsam von Angehörigen des Beschuldigten (§§ 52, 97 Abs. 1 Nr. 1, Abs. 2 S. 2 StPO). Goltd. Arch. **1963**, 141.

Herold, G.: Wer kann den Arzt im Prozeß von seiner Schweigepflicht entbinden? Dtsch. med. Wschr. **86**, 1969 (1961).

Herold, G.: Gebührenanspruch der ärztlichen Sachverständigen. Dtsch. med. Wschr. **87**, 211 (1962).

Herold, G.: Haftung des ärztlichen Sachverständigen für unrichtiges Gutachten. Med. Sachv. **58**, 203 (1962 a).

Herold, G.: Zur Gutachtenerstattung durch Kliniken und Klinikärzte. Dtsch. med. Wschr. **87**, 2690 (1962 b).

Herrlinger, R.: Ärztliche Aufzeichnungen in ihrer historischen Entwicklung. Z. ärztl. Fortbild. **50**, 215 (1961).

Hertel, G.: Ärztliche Auskunft. Stuttgart: Fischer 1966.

Hess, A.: Vorlage von Krankengeschichten an Sozialgerichte. Ärztl. Mitt. **39**, 487 (1954).

Hess, A.: Beschlagnahme von Krankengeschichten durch die StA. Ärztl. Mitt. **48**, 497 (1963).

Hess, H.: Über die ärztliche Schweigepflicht. Freiburg i. Br.: Lambertus-Verlag 1952.

Hesse, H. G.: Verlust des Entschädigungsanspruchs des gerichtlichen Sachverständigen. NJW **1969**, 2263.

Hiltmann, H.: Beitrag zur Theorie der klinischen Zeugenaussage. Zbl. Neurol. Psychiat. **157**, 182 (1960).

Hiltmann, H.: Kompendium der psychodiagnostischen Tests. 2. Aufl. Bern-Stuttgart: Huber 1966.

Hinderer, H.: Über die Aufgaben des medizinischen Sachverständigen im Strafverfahren. Aktuelle Fragen gerichtl. Med. **3**, 47 (1968).

Hirschberg, E.: Zur Frage der Aufklärungspflicht. Überlegungen aus nervenärztlicher Sicht. Nervenarzt **40**, 25 (1969).

Hirt, H. R.: Zur diagnostischen Bedeutung der pathologischen Beta-Aktivität im EEG des Kindes und des Jugendlichen. Fortschr. Neurol. Psychiat. **36**, 412 (1968).

Hoche, A.: Handbuch der gerichtlichen Psychiatrie. 3. Aufl. Berlin: Springer 1934.

Hohorst, H. E.: Der ärztliche Sachverständige vor Gericht; Rechte und Pflichten. Hippokrates **37**, 563 (1966).

Hollitscher, W.: Über die Begriffe der psychischen Gesundheit und Erkrankung. Wien: Gerold 1947.

Huber, G.: Das Problem der Schuldfähigkeit in der Sicht des psychiatrischen Sachverständigen. Fortschr. Neurol. Psychiat. **36**, 454 (1968).

Huber, G.: Forschungsrichtungen und Lehrmeinungen in der Psychologie. In: Göppinger, H., Witter, H. (Hrsg.): Hdbforens. Psychiatrie, Bd. I. Berlin, Heidelberg, New York: Springer 1972.

Huber, G.: Neuroradiologische Untersuchungen und ihre Bedeutung in foro. In: Göppinger, H., Witter, H. (Hrsg.): Hdbforens. Psychiatrie, Bd. II. Berlin, Heidelberg, New York: Springer 1972.

Hülle, W.: Zu den Strafverfahren wegen Sittlichkeitsverbrechen an Kindern. JZ **1955**, 8.

Hummel, K.: Vaterschaftsgutachten. In: Mergen, A. (Hrsg.): Die juristische Problematik in der Medizin, Bd. 3. München: Goldmann 1971.

Husmann, J. H.: Die Problematik in der Praxis bei Mitteilung und Übergabe ärztlicher Befunde. In: Mergen, A. (Hrsg.): Die juristische Problematik in der Medizin, Bd. 2, S. 183. München: Goldmann 1971.

Jäckel, H. O.: Über den Begriff, die Pflicht zur Führung und Aufbewahrung sowie die Rechtsnatur der Krankenunterlagen. In: Mergen, A. (Hrsg.): Die juristische Problematik in der Medizin, Band 2, S. 163. München: Goldmann 1971.

Jacob, H.: Wandlungen, Möglichkeiten und Grenzen der klinisch-psychiatrischen Exploration. In: Randzonen menschlichen Verhaltens; Festschr. f. H. Bürger-Prinz. Stuttgart: Enke 1962.

Janetzke, G.: Die Beweiserhebung über die Glaubwürdigkeit des Zeugen im Strafprozeß. NJW **1958**, 534.

Janssen, W.: Kritische Betrachtungen zur gegenwärtigen Gutachter-Situation. Kriminalistik **24**, 434 (1970).

Janzarik, W.: Psychologie und Psychopathologie der Zukunftsbezogenheit. Arch. ges. Psychol. **117**, 33 (1965).

Janzarik, W.: Forschungsrichtungen und Lehrmeinungen in der Psychiatrie: Geschichte, Gegenwart, forensische Bedeutung. In: Göppinger, H., Witter, H. (Hrsg.): Hdbforens. Psychiatrie, Bd. I. Berlin, Heidelberg, New York: Springer 1972.

Janzen, R.: Entstehung von Fehldiagnosen — nach den Erfahrungen eines Neurologen. Stuttgart: Thieme 1970.

Jaspers, K.: Allgemeine Psychopathologie. 5. Aufl. Berlin-Heidelberg: Springer 1948; 8. Aufl. 1965.

Jaspers, K.: Die Idee des Arztes. Vortrag beim Schweizer Ärztetag v. 6. 6. 1953. Ärztl. Mitt. **1953**, 476.

Jellinek, W.: Der Umfang der Verschwiegenheitspflicht des Arztes und des Anwalts. MSchr.-Krim. **1906/07**, 656.

Jessnitzer, K.: Der gerichtliche Sachverständige, 4. Aufl. 1973. Köln-Berlin-Bonn-München: Heymanns 1963.

Jessnitzer, K.: Der medizinische Sachverständige als Helfer des Richters. Med. Klin. **62**, 530 (1967).

Jessnitzer, K.: Die Vorbereitung des medizinischen Sachverständigen-Gutachtens. Med. Klin. **63**, 1047 (1968).

Jessnitzer, K.: Das gerichtliche Sachverständigengutachten. Med. Klin. **64**, 853 (1969).

Jessnitzer, K.: Medizin und Tiefenpsychologie in der gerichtlichen Praxis. NJW **1970**, 1226.

Jessnitzer, K.: Die Entschädigung des gerichtlichen Sachverständigen. Neufassung des 20. Abschnitts aus K. Jessnitzer: Der gerichtliche Sachverständige. Köln-Berlin-Bonn-München: Heymanns 1970.

Jessnitzer, K.: Sind Maßnahmen zur Vermeidung unzulänglicher Sachverständigengutachten in Verkehrssachen erforderlich und möglich? Blutalkohol **7**, 175 (1970).

Jessnitzer, K.: Der Psychiater als gerichtlicher Sachverständiger. Nervenarzt **42**, 365 (1971).

Jessnitzer, K.: Entschädigung für die Vorprüfung des Sachverständigen, ob er das Gutachten erstatten kann. JVwBl. **1971**, 217.

Jessnitzer, K.: Gerichtliche Sachverständigengutachten von privaten Organisationen. NJW **1971**, 1075.

Joschko, H.: Funktionelle neurologische Diagnostik. Bd. 3: Gehirn. Jena: Fischer 1967.

Jung, R.: Neurophysiologische Untersuchungsmethoden. In: Mohr, L., Staehlin, R., Jung, R. (Hrsg.): Handbuch der Inneren Medizin, 4. Aufl. Bd. 1, S. 1206. Berlin-Göttingen-Heidelberg: Springer 1953.

Kahl, W.: Der Arzt im Strafrecht. Jena: Fischer 1909.

Kahnt, R.: Gerichtsmedizinische Gutachterprobleme aus der Sicht des öffentlichen Gesundheitsdienstes. NJW **1971**, 1868.

Kaiser, G.: Ärztliche Aufgaben im Berich der Kriminologie. In: Mergen, A. (Hrsg.): Die juristische Problematik in der Medizin, Bd. 1. München: Goldmann 1971.

Karitzky, B.: Schweigepflicht und Schweigerecht des Arztes und ihre Grenzen. Münch. med. Wschr. **1965**, 126.

Karpinski, K.: Der Sachverständige im Strafprozeß. NJW **1968**, 1173.

Kaufmann, A.: Ärztliche Schweigepflicht und bonum commune. Die neue Ordnung **1958**, 189.

Kaufmann, A.: (Schweigepflicht) Anm. zum Beschl. des OLG Nürnberg. NJW 195, 272.

Kierski, W.-S.: Zur Frage der Schweigepflicht des Arztes als gerichtlicher Sachverständiger. Med. Sachv. **54**, 114 (1958).

Kierski, W.-S.: Verschwiegenheitspflicht in der Gesundheitsverwaltung. Med. Sachv. **56**, 36 (1960).

Kierski, W.-S.: Zeugnisverweigerungsrecht des Arztes über Geheimnisse Dritter? Med. Sachv. **59**, 205 (1963).

Kierski, W.-S.: Gutachten nach § 109 Sozialgerichtsgesetz: 1. behandelnder Arzt als Sachverständiger 2. Gutachten — Obergutachten, in: Med. Sachv. **60**, 45 (1964).

Kierski, W.-S.: Schweigepflicht und Zeugnisverweigerungsrecht des ärztlichen Sachverständigen, Med. Klin. **1964**, 989.

Kierski, W.-S.: Zur Frage der Schweigepflicht beamteter Ärzte. Ärztl. Mitt. **41**, 621 (1965).

Kierski, W.-S.: Was ist ein Obergutachten? Med. Sachv. **65**, 109 ff. (1969).

Kierski, W.-S.: Ärztliche Schweigepflicht und öffentlicher Gesundheitsdienst. In: Mergen, A. (Hrsg.): Die juristische Problematik in der Medizin, Bd. 2. München: Goldmann 1971.

Klein, J.: Die ärztliche Schweigepflicht nach § 13 der Reichsärzteordnung, Jur. Diss. Köln, 1937.

Klein, K.: Die Pflichten und Rechte der Sachverständigen im deutschen Recht. Berlin: 1931.

Kleinewefers, H., Wilts, W.: Die Schweigepflicht der Krankenhausleitung. NJW 428 (1964).

Kleinknecht, T.: Strafprozeßordnung, 30. neubearb. Aufl. München: C. H. Beck, 1971.

Kleinpeter, U.: Zur Glaubwürdigkeitsbegutachtung hirngeschädigter Kinder. Prax. Kinderpsychol. **16**, 161 (1967).

Kleist, K. (Hrsg.): Richter und Arzt. München-Basel: Reinhardt 1956.

Klink, K.: Der erstinstanzliche Richter und das ärztliche Gutachten. Med. Sachv. **58**, 80 (1962 a).

Klink, K.: Wo liegen die Grenzen der freien Beweiswürdigung in der Sozialgerichtsbarkeit? Med. Sachv. **58**, 272 (1962 b).

Kloos, G.: Grundriß der Psychiatrie und Neurologie mit besonderer Berücksichtigung der Untersuchungstechnik. 7. Aufl. München: Müller u. Steinicke 1966.

Knögel, W.: Jugendliche und Kinder als Zeugen in Sittlichkeitsprozessen. NJW **1959**, 1663.

Koch, H. J.: Der Anhörungstermin in Unterbringungsverfahren; über die Abhängigkeit des Richters vom Sachverständigen (Psychiater). NJW **1971**, 1073.

Koffka, E., Bockelmann, P.: Empfiehlt es sich, daß der Gesetzgeber die Fragen der ärztlichen Aufklärungspflicht regelt? Verhandlungen des 44. Deutschen Juristentages, Band II/F: Vierte Abteilung. Tübingen: J. C. B. Mohr 1964.

Kohlhaas, M.: Der ärztliche Sachverständige und Tonaufnahmen im Gerichtssaal. Dtsch. med. Wschr. **82**, 2043 (1957).

Kohlhaas, M.: Strafrechtliche Schweigepflicht und prozessuales Schweigerecht. Goltd. Arch. **1958 a**, 65.

Kohlhaas, M.: Schweigepflicht. In: Kuhns, R. R. (Hrsg.): Das gesamte Recht der Heilberufe, I, S. 779. Berlin: Haasenstein 1958 b.

Kohlhaas, M.: Zur Beschlagnahme von Arztkarteien nach Entbindung von der Schweigepflicht. JR **1958 c**, 328.

Kohlhaas, M.: Ärztliche Schweigepflicht nach dem Tode des Anvertrauenden. Dtsch. med. Wschr. **84**, 155 (1959 a).

Kohlhaas, M.: Preisgabe von Arztbefunden an die Prozeßpartei durch das Gericht. Dtsch. med. Wschr. **84**, 797 (1959 b).

Kohlhaas, M.: Beleidigung durch ärztlichen Gutachter. Dtsch. med. Wschr. **84**, 1242 (1959 c).

Kohlhaas, M.: Die Stellung des ärztlichen Sachverständigen in der Rechtsprechung des Bundesgerichtshofes in Strafsachen. Med. Sachv. **56**, 97 (1960 a).

Kohlhaas, M.: Zweifelsfragen zur Anwendung des § 51 StGB aus der Sicht des Sachverständigen. Med. Sachv. **56**, 121 (1960 b).

Kohlhaas, M.: Verlesung schriftlicher Befundberichte und Gutachten im Strafverfahren. Dtsch. med. Wschr. **85**, 824 (1960 c).

Kohlhaas, M.: Die Pflicht zur Herausgabe und die Beschlagnahme von ärztlichen Aufzeichnungen. Berl. Ärztebl. **74**, 582 (1961 a).

Kohlhaas, M.: Die strafprozessuale Verwertbarkeit beschlagnahmter Krankenblätter. NJW **1961 b**, 706.

Kohlhaas, M.: Zur Herausgabe oder Beschlagnahme von Krankenkarteien. Z. ärztl. Fortbild. **1962 a**, 670.

Kohlhaas, M.: Änderung des Sachverständigenbeweises im Strafprozeß? NJW **1962 b**, 1329.

Kohlhaas, M.: Herausgabepflicht und Beschlagnahme ärztl. Aufzeichnungen. NJW **1964**, 1162.

Kohlhaas, M.: Kann der Gutachter im Entmündigungsverfahren Krankengeschichten anderer Krankenhausärzte auch gegen den Willen des zu Entmündigenden verwerten? Dtsch. med. Wschr. **90**, 1785 (1965).

Kohlhaas, M., Janssen, W.: Belehrung vor der Exploration von Angehörigen der Probanden bei der Erstattung medizinischer Gutachten. Dtsch. Z. ges. gerichtl. Med. **58**, 176 (1966).

Kohlhaas, M.: Zur Beschlagnahme ärztl. Aufzeichnungen. Dtsch. med. Wschr. **93**, 2027 (1968).

Kohlhaas, M.: Medizin und Recht. München-Berlin-Wien: Urban u. Schwarzenberg 1969 a.

Kohlhaas, M.: Zur Schweigepflicht der Psychologen. NJW **1969 b**, 1566.

Kohlhaas, M.: Wird der Gutachter durch Begutachtungsrichtlinien in seiner ärztlichen Freiheit beeinträchtigt? Dtsch. med. Wschr. **94**, 48 (1969 c).

Kohlhaas, M.: Zur Arbeitsteilung bei Sachverständigengutachten. Dtsch. med. Wschr. **94**, 237 (1969 d).

Kohlhaas, M.: Wer ist über Krankenunterlagen verfügungsberechtigt? Dtsch. med. Wschr. **94**, 2357 (1969 e).

Kohlhaas, M.: Bekanntgabe der Diagnose gegenüber dem Gericht? Dtsch. med. Wschr. **95**, 290 (1970).

Kohlhaas, M.: Rechtliche Probleme bei Fehldiagnosen. Ärztl. Fortbild. **19**, 101 (1971 a).

Kohlhaas, M.: Fehlerhafte Laboratoriumsergebnisse und Arztverschulden. Dtsch. med. Wschr. **96**, 132 (1971 b).

Kolle, K.: Die Schuldfrage aus der Sicht des Psychiaters. NJW **1960**, 2223.

Koppe, F.: Der Psychologe im polizeilichen Ermittlungsverfahren. In: Gerichtliche Psychologie, S. 99. Neuwied-Berlin: 1962.

Kraatz, H., Szewczyk, H. (Hrsg.): Ärztliche Aufklärungspflicht und Schweigepflicht. Jena: Fischer 1967.

Kranz, H.: Die Narkoanalyse als diagnostisches und kriminalistisches Verfahren. Tübingen: J. C. B. Mohr 1950.

Krauss, R.: Das Berufsgeheimnis des Psychiaters. MSchr.Krim. **1904/05**, 151.

Kremeier, K.: Zur forensischen Praxis des Psychologen. Psychol. Rdsch. **112**, 21 (1960).

Kreschmer, H., Goldhahn, W. E.: Differentialdiagnose und klinische Wertung. Dtsch. Gesundh.-Wes. **25**, 796 (1970).

van Krevelen, D. A.: Begutachtung von Kindern als Zeugen in Sittlichkeitsprozessen. Zbl. Neurol. Psychiat. **157**, 186 (1960).

Krickau, G.: Über medizinische Beweismittel im Sozialgerichtsstreit der Rentenversicherungs-träger. Med. Sachv. **66**, 187 (1970).

Küchenhoff, G.: Arztrecht. In: Staatslexikon, Recht, Wirtschaft, Gesellschaft. 6. Aufl. 1. Bd., Sp. 601. Freiburg i. Brs.: Herder 1957.

Küchenhoff, G.: Aufklärungspflicht und Haftpflicht des Arztes unter besonderer Berücksichtigung der Neurochirurgie. Nervenarzt **36**, 148 (1965).

Kugler, J.: Electroencephalographie in Klinik und Praxis. Stuttgart: Thieme 1966.

Kühne, H. H.: Strafprozessuale Beweisverbote und Art. 1 I GG. Köln: Heymanns 1970.

Kuhns, R. R.: Das gesamte Recht der Heilberufe. Berlin: Haasenstein 1958.

Küper, M.: Höhe der Sachverständigengebühr. Dtsch. med. Wschr. **87**, 1868 (1962).

Küper, M.: Nochmals: Einheitliche Beurteilung der Sachverständigenleistung. Dtsch. med. Wschr. **88**, 107 (1963).

Langelüddeke, A.: Gerichtliche Psychiatrie. 3. Aufl. Berlin: de Gruyter 1971.

Laubenthal, F.: Neurologische Untersuchungsmethoden. In: Mohr, L., Staehlin, R., Jung, R.: Handbuch der Inneren Medizin, 4. Aufl., Bd. V, S. 955. Berlin-Göttingen-Heidelberg: Springer 1953.

Leferenz, H., Rauch, H. J.: Über die Beurteilung der Zurechnungsfähigkeit. In: Kranz, H. (Hrsg.): Festschrift für K. Schneider, S. 239. Willsbach-Heidelberg: Scherer 1947.

Leferenz, H.: Neuere Ergebnisse der gerichtlichen Psychiatrie. Fortschr. Neurol. Psychiat. **22**, 369 (1954).

Leferenz, H.: Richter und Sachverständiger. In: Kriminalbiol. Gegenwartsfr., Heft **5**, S. 1. Stuttgart: Enke 1962.

Leferenz, H.: Die Beurteilung der Glaubwürdigkeit. In: Göppinger, H., Witter, H. (Hrsg.): Hdbforens. Psychiatrie, Bd. II. Berlin, Heidelberg, New York: Springer 1972.

Lemke, R., Rennert, H.: Neurologie und Psychiatrie sowie Grundzüge der Kinderpsychiatrie. 5. erw. Aufl. Leipzig: Barth 1970.

Lempp, R.: Forensische Psychiatrie: Jugendpsychiatrisch-psychologische Beurteilung der Strafmündigkeit gemäß § 3 JGG. In: Schulte, W. (Hrsg.): Almanach für Neurologie und Psychiatrie, S. 377. München: Lehmann 1966.

Lenckner, T.: Aussagepflicht, Schweigepflicht und Zeugnisverweigerungsrecht. NJW **1965**, 321.

Lenckner, T.: Ärztliches Berufsgeheimnis. In: Göppinger, H. (Hrsg.): Arzt und Recht, S. 159. München: C. H. Beck 1966.

Lenkner, T., Schumann, H.: Psychiatrische Probleme des Privatrechts. In: Göppinger, H., Witter, H. (Hrsg.): Hdbforens. Psychiatrie, Bd. I. Berlin, Heidelberg, New York: Springer 1972.

Leonhard, K.: Differenzierte Diagnostik der endogenen Psychosen. Folia psychiat. neurol. jap. **19**, 89 (1965 a).

Leonhard, K.: Diagnose der endogenen Psychosen von der Prognose her gesehen. Nervenarzt **36**, 202 (1965 b).

Liebermeister, G.: Wie weit ist der Arzt verpflichtet, die Krankengeschichte herauszugeben? Z. Krankenhauswesen **22**, 466 (1926).

Liebhardt, E., Spann, W.: Ärztl. Berufsgeheimnis und akademischer Unterricht. Münch. med. Wschr. **1965**, 130.

Lienert, G.: Testaufbau und Testanalyse, 2. Aufl. Weinheim-Berlin: Beltz 1961.

Löhr, A.: Die ärztliche Schweigepflicht und ihre Grenzen im Strafverfahren. Jur. Diss. Erlangen 1934.

Löwe-Rosenberg: Die Strafprozeßordnung und das GVG mit Nebengesetzen, Großkommentar. 21. Aufl. Berlin: de Gruyter 1963/65; Ergänzungsband zur 21. Aufl. 1966. 22., neubearb. Aufl., Bd. 1, §§ 1—93. Berlin-New York: de Gruyter 1971.

Lüders, C. J.: Der Kausalbegriff in der Pathologie und in der Begutachtung. Med. Sachv. **54**, 180 (1958).

Lürken, G.: Auswahl und Leitung des Sachverständigen im Strafprozeß (§§ 73, 78 StPO). NJW **1968**, 1161.

Lutz, J.: Über psychiatrische Untersuchungstechnik, Beobachten und Schauen. Acta paedopsychiat. (Basel) **33**, 97 (1966).

Maisch, E.: Gedanken zur medizinischen und richterlichen Beurteilung. Med. Sachv. **56**, 30 (1960).

Manasse, B.: Der Sachverständige. Berlin: Heymanns 1927.

Marmann, H.: Aufklärungspflicht durch Sachverständigengutachten und freie Beweiswürdigung. Goltd. Arch. **1953**, 136.

Mastronordi, H.: Die Stellung des Sachverständigen im Strafprozeßrecht. Diss. Bern 1936.

Matiar-Vahar, H.: Laboruntersuchungen und ihre Bedeutung in foro. In: Göppinger, H., Witter, H. (Hrsg.): Hdbforens. Psychiatrie, Bd. II. Berlin, Heidelberg, New York: Springer 1972.

Matthes, A.: Neurologischer Untersuchungsgang. In: Opitz, H., Schmid, F. (Hrsg.): Handbuch der Kinderheilkunde. Bd. 2, Teil 1: Pädiatrische Diagnostik, S. 97. Berlin-Heidelberg-New York: Springer 1966.

Maurach, R.: Deutsches Strafrecht, Besonderer Teil. 3. Aufl. Karlsruhe: C. F. Müller 1959.

Mayer, H.: Der Sachverständige im Strafprozeß. Festschrift für Edmund Mezger zum 70. Geburtstag, hrsg. von Engisch, K., Maurach, R., S. 455. München-Berlin: C. H. Beck 1954.

Meador, C. K., Meador, D. J.: Die Denkweise des Arztes und die des Juristen. Ein Vergleich. Alabama J. med. Sci. **7**, 363 (1970).

Mergen, A.: Zum Begriff der verminderten Zurechnungsfähigkeit im Sinne des § 51 II StGB. Goltd. Arch. **1955**, 193.

Mergen, A. (Hrsg.): Die juristische Problematik in der Medizin (Bde. 1—3). München: Goldmann 1971.

Meyer, H. H.: Der Liquor. Berlin-Göttingen-Heidelberg: Springer 1949.

Meyer, P., Höver, A.: Gesetz über die Entschädigung von Zeugen und Sachverständigen, 13. Aufl. Köln-Berlin: Heymanns 1968.

Mezger, E.: Der psychiatrische Sachverständige im Prozeß. Arch. Civ. Prax., Beilageheft **117** (1918).

Milčinski, J.: Die ärztlichen Pflichten des Gerichtsmediziners bei seiner Sachverständigentätigkeit. Aktuelle Fragen gerichtl. Med. **3**, 41 (1968).

Mollenhauer, W.: Die Zusammenarbeit zwischen Strafanstalt und Sachverständigen. Kriminalbiol. Gegenwartsfr., Heft **5**, 176. Stuttgart: Enke 1962.

Monrad-Krohn, G. H.: Die klinische Untersuchung des Nervensystems. 2. Aufl. Stuttgart: Thieme 1954.

Morgenthau, O.: Zeugen und Sachverständige. Ihre Unterscheidung. Heidelberg 1913.

Mügel, L.: Der Sachverständige im Zivil- und Strafprozeß. Köln 1931.

Mühlau, H.: Zur Frage der Glaubwürdigkeit jugendlicher Geisteskranker bei Beschuldigungen auf sexuellem Gebiet. Zbl. Neurol. Psychiat. **157**, 188 (1960).

Müller, C.: Weitergabe amtsärztlicher Gutachten an den Dienstherrn. NJW **1966**, 1152.

Müller, F.: Nochmals: Das Heilverfahren aus der Sicht des Gutachters. Med. Sachv. **66**, 37 (1970).

Müller, K.: Schweigepflicht und Schweigerecht. In: Mergen, A. (Hrsg.): Die juristische Problematik in der Medizin, Bd. 2., S. 63. München: Goldmann 1971.

Müller, M., Spatz, H., Vogel, P. (Hrsg.): Neurologie und Psychiatrie. Berlin-Heidelberg-New York: Springer 1967.

Ostermeyer, H.: Strafunrecht. München: Hanser 1971.

Pagendarm, K.: Sorgfaltspflicht des Amtsarztes bei Erstattung von Invaliditätsgutachten. Dtsch. med. Wschr. **83**, 1943 (1958).

Panhuysen, U.: Die Untersuchung des Zeugen auf seine Glaubwürdigkeit. Berlin: de Gruyter 1964.

Panick, C.: Der Arzt als Gutachter. Med. Sachv. **53**, 121 (1957).

Panick, C.: Die Wertung ärztlicher Gutachtertätigkeit. Med. Sachv. **57**, 107 (1961).

Patschan, W.: Die Strafprozessuale Behandlung des Sachverständigenbeweises. Diss. Bonn 1930.

Pauleikhoff, B.: Möglichkeiten und Grenzen der Erfahrung in der heutigen Psychopathologie. In: Kranz, H. (Hrsg.): Psychopathologie heute. Festschr. f. K. Schneider, S. 28. Stuttgart: Thieme 1962.

Pauleikhoff, B.: Strömungen in der gegenwärtigen Psychopathologie. Hippokrates **36**, 897 (1965).

Peters, H.: Vertrauensarzt und Schweigepflicht. Med. Sachv. **56**, 89 (1960).

Peters, H.: Der Krankheitsbegriff aus der Sicht des Juristen. Med. Sachv. **58**, 248 (1962).

Peters, K.: Strafprozeß. 2. Aufl. Karlsruhe: Müller 1966.

Peters, K.: Die prozeßrechtliche Stellung des psychologischen Sachverständigen. In: Gottschaldt, K., Lersch, Ph., Sander, F., Thomae, H. (Hrsg.): Handbuch der Psychologie, Bd. 11, S. 768, Forensische Psychologie. Göttingen: Verlag für Psychologie 1967.

Peters, K. u. a.: Fehlerquellen im Strafprozeß. Eine Untersuchung der Wiederaufnahmeverfahren in der Bundesrepublik Deutschland. Bd. 1: Einführung und Dokumentation. Karlsruhe: C. F. Müller 1970.

Petersohn, F.: Die Bedeutung der Fehlbeurteilung und falschen Befundauswertung des EKG in der sozialgerichtsärztlichen Begutachtung. Med. Sachv. **52**, 129 (1956).

Pethö, B.: Zur methodologischen Neubesinnung in der Psychiatrie. Fortschr. Neurol. Psychiat. **37**, 405 (1969).

Pette, H.: Stand und Entwicklung der Neurologie. Internist 4, 258 (1963).

Pfaffenzeller, E.: Das Berufsgeheimnis im Strafrecht und Strafprozeß. Jur. Diss. (Masch.Schr.). Erlangen 1954.

Pfeiffer, H.: Erfahrungen mit der Glaubwürdigkeitsbegutachtung bei schwachsinnigen Zeugen. Zbl. Neurol. Psychiat. **157**, 189 (1960).

Poeck, K.: Einführung in die klinische Neurologie. Berlin-Heidelberg-New York: Springer 1966.

Pöldinger, W., Gehring, A.: Vegetative Untersuchungen im Rahmen der Depressionsdiagnostik. Ärztl. Fortbild. **18**, 190 (1968).

Ponsold, A. u. a. (Hrsg.): Lehrbuch der gerichtlichen Medizin. 2. Aufl. Stuttgart: Thieme 1957; 3. Aufl. 1967.

Ponsold, A.: Das Prestige-Gutachten. Med. Sachv. **65**, 111 (1969).

Porsch, A.: Die Herausgabepflicht von Krankenpapieren und die Auskunftspflicht des Arztes im Sozialgerichtsverfahren. JR **1956**, 453.

Porsch, A.: Recht und Pflicht der Herausgabe von Krankengeschichten. Ärztl. Mitt. **41**, 470 (1956).

Preiser, W.: Schweigepflicht und Schweigerecht des Arztes. Münch. med. Wschr. **100**, 1742 (1958).

Proppe, A., Wagner, G.: Über die Zuverlässigkeit medizinischer Dokumente und Befunde. Med. Sachv. **52**, 121 (1956).

Rahner, K.: Ärztliche Ethik. Fortschr. Med. **85**, 1029 (1967).

Ranabauer, W.: Psychiatrische Diagnosen unter psychologischen Gesichtspunkten. Nervenarzt **39**, 205 (1968).

Rasch, W.: Psychiatrische Begutachtung bei homosexuellen Straftaten. Med. Sachv. **55**, 42 (1959).

Rasch, W.: Der Sachverständige in Sittlichkeitsprozessen. Kriminalbiol. Gegenwartsfr., Heft **5**, 185. Stuttgart: Enke 1962.

Rasch, W.: Gerichtliche Psychiatrie — Schuldfähigkeit. In: Ponsold, A.: Lehrbuch der gerichtlichen Medizin. 3. Aufl., S. 55. Stuttgart: Thieme 1967.

Rasch, W.: Über den Beweiswert psychologischer Testuntersuchungen im Rahmen psychopathologischer Befunde. Beitr. gerichtl. Med. **25**, 117 (1969).

Müller-Dietz, H.: Die Beschlagnahme von Krankenblättern im Strafverfahren. Diss. Freiburg, 1965.

Müller-Hegemann, D. (Hrsg.): Moderne neurologisch-psychiatrische Diagnostik. Leipzig: Hirzel 1963.
Müller-Hegemann, D.: Neurologie und Psychiatrie. Berlin: VEB Volk und Gesundheit 1966.
Müller- Luckmann, E.: Die psychologische Begutachtung der Glaubwürdigkeit, insbesondere in Jugendschutzsachen. In: Gerichtliche Psychologie. Neuwied-Berlin: Luchterhand 1962.
Mumenthaler, M.: Bedeutsamkeit einiger pathologischer Befunde bei der neurologischen Untersuchung. Schweiz. med. Wschr. 99, 1389 (1969).
Mumenthaler, M.: Neurologie für Ärzte und Studenten. 3. Aufl. Stuttgart: Thieme 1970.
Munkwitz, W.: Der Jugendpsychiater als Sachverständiger. Teil 1: Im Jugendstraf-, Jugendwohlfahrtsrecht, bei der Beurteilung kindlicher Zeugenaussagen und der zivilrechtlichen Deliktsfähigkeit. Med. Sachv. 54, 142 (1958).
Munkwitz, W.: Die Beurteilung der straf- und zivilrechtlichen Verantwortlichkeit in der forensischsen Psychiatrie. Med. Sachv. 56, 195 (1960).
v. Nathusius, W.: Möglichkeiten zur Beschleunigung des sozialen Rechtsverfahrens. Med. Sachv. 57, 110 (1961).
Nau, E.: Die Problematik kindlicher Zeugnisaussagen aus kinderpsychiatrisch-forensischer Sicht. Zbl. Neurol. Psychiat. 157, 183 (1960).
Neudert, G.: Fehlerquellen bei Persönlichkeitsuntersuchungen. Kriminalbiol. Gegenwartsfr. Heft 5, 122. Stuttgart: Enke 1962.
Oehler, H.-J.: Zur gegenwärtigen Diskussion um das ärztliche Berufsgeheimnis. Jur. Diss. (Masch.Schr.). Göttingen 1952.
Rauch, H. J.: Begutachtung der Zurechnungsfähigkeit bei nicht krankhaften Bewußtseinsstörungen. Med. Sachv. 56, 199 (1960).
Rauch, H. J.: Auswahl und Leitung des Sachverständigen im Strafprozeß. NJW 1968, 1173.
Rausch, B.: Der Gutachter zwischen Täter und Opfer. Bemerkungen aus der gerichtsärztlichen Praxis zur Begutachtung neurotisch gestörter Menschen. Prax. Psychother. 13, 275 (1968).
Reblin, E.: Der medizinische Sachverständige und seine Entschädigung. Med. Sachv. 63, 163 (1967).
Reblin, E.: Gutachtergebühren für medizinische Sachverständige — Einige ausgewählte Probleme dieses Kostenrechts. Med. Sachv. 65, 237 (1969).
Reese, W.: Probleme bei der Sachverständigenentschädigung. Med. Sachv. 54, 58 (1958).
Reichardt, M.: Einführung in die Unfall- und Invaliditätsbegutachtung. 4. Aufl. Stuttgart: Fischer 1958.
Reinhard, W.: Ärztliche Gutachten und ihre Honorierung. Dtsch. med. Wschr. 85, 1938 (1960).
Reisner, H.: Das psychiatrische Fakultätsgutachten. Wien: Springer 1957.
Reisner, H.: Probleme der psychiatrischen Fakultätsgutachten. Kriminalbiol. Gegenwartsfr., Heft 5, 62. Stuttgart: Enke 1962.
Reuter, J. P.: Über die Analyse zur Synthese einer sozialmedizinischen Konklusion im Rentengutachten. Med. Sachv. 66, 173 (1970).
Reuter, J. P.: Information und Dokumentation in der sozialmedizinischen Begutachtung. Med. Sachv. 66, 213 (1970).
Ricker, K.: Diagnose und Differentialdiagnose endogener Muskelerkrankungen. Internist. Prax. 9, 649 (1969).
Rieger, F.: Sachverständige Zeugen im Strafverfahren. Diss. Würzburg 1927.
Rieger, H.-J.: Zur Entschädigung von ärztlichen Sachverständigen. Dtsch. med. Wschr. 93, 1210 (1968).
Rom, F.: Die Bedeutung des psychiatrischen Gutachtens im schweizerischen Strafrecht. Zürich: Juris 1953.
Russek, R.: Das ärztliche Berufsgeheimnis. Diss. Bern 1954.
Sarstedt, W.: Auswahl und Leitung des Sachverständigen im Strafprozeß (§§ 73, 78 StPO). NJW 1968, 177.
Sattes, H.: Der verkannte psychiatrische Fall. Therapiewoche 16, 747 (1966).
Sauer, A.: Computer-Anwendung in der Begutachtung. Med. Sachv. 66, 29 (1970).
Schader, H. E.: Grundsätze der Begutachtung und Fehlbeurteilung. Med. Sachv. 67, 1 (1971).
Schaltenbrand, G.: Spezielle neurologische Untersuchungsmethoden. Stuttgart: Thieme 1968.
Schaumberg, K.: Über die Schweige-, Melde- und Aussagepflicht des Arztes nach geltendem Recht der Deutschen Demokratischen Republik. Verkehrsmedizin 16, 508 (1969).
Scheid, W.: Diagnose, Aufbau der Diagnose und Differentialdiagnose in der Neurologie. Nervenarzt 30, 97 (1959).

Scheid, W.: Psychiatrie und Öffentlichkeit. Krefeld: Scherpe 1967.

Scheid, W.: Lehrbuch der Neurologie. 3. Aufl. Stuttgart: Thieme 1968.

Schellworth, W.: Zum Krankheitsbegriff in medizinischer und juristischer Sicht. Med. Sachv. 52, 10 (1956 a).

Schellworth, W.: Wissen und Gewissen als Determimanten medizinischer Begutachtung. Med. Sachv. 52, 133 (1956 b).

Schellworth, W.: Zur Psychologie der Begutachtung. Med. Sachv. 54, 87 (1958 a).

Schellworth, W.: Ermessen und Irrtum bei der Begutachtung. Med. Sachv. 54, 192 (1958 b).

Schellworth, W.: Zur Frage des gutachtlichen Beweiswertes psychologischer und tiefenpsychologischer Interpretationen. Med. Sachv. 54, 256 (1958 c).

Schenck, E.: Neurologische Untersuchungsmethoden. Stuttgart: Thieme 1971.

Schiefer, W., Kazner, E., Brückner, H.: Die Echoencephalographie. Fortschr. Neurol. Psychiat. 31, 457 (1963).

Schiersmann, O.: Einführung in die Enzephalographie. 2. verb. Aufl. Stuttgart: Thieme 1952.

Schimmelpennig, G. W.: Diagnosenschema und Befunddokumentation in der Neuro-Psychiatrie. Nervenarzt 38, 403 (1967).

Schläger, M.: Das Zeugnisverweigerungsrecht des Arztes Med. Klin. 27, 229 (1931).

Schleckat, O.: Der Krankheitsbegriff in der Begutachtung. Med. Sachv. 52, 73 (1956).

Schleyer, F.: Die angemessene Entschädigung des ärztlichen Sachverständigen. NJW 1958, 2094.

Schmelcher, R.: Beschlagnahme von Krankengeschichten. Dtsch. med. Wschr. 82, 894 (1957).

Schmelcher, R.: Honorierung des Literaturstudiums bei medizinischen Gutachten. Dtsch. med. Wschr. 85, 482 (1960 a).

Schmelcher, R.: Bewertung psychischer Gesundheitsstörungen — Beurteilung des ursächlichen Zusammenhangs zwischen schädigenden Ereignissen und psychischen Gesundheitsstörungen. Dtsch. med. Wschr. 85, 483 (1960 b).

Schmelcher, R.: Darf das Sozialgericht den Prozeßbeteiligten ein Sachverständigengutachten aushändigen? Dtsch. med. Wschr. 87, 557 (1962 a).

Schmelcher, R.: Kann der angestellte Assistenzarzt an einer Universitätsklinik die Erstattung von Gutachten ablehnen? Dtsch. med. Wschr. 87, 1118 (1962 b).

Schmelcher, R.: Wann hat der gerichtliche Sachverständige Anspruch auf Höchstgebühren? Dtsch. med. Wschr. 90, 1595 (1965).

Schmelcher, R.: Entschädigungsanspruch eines von einem gerichtlich bestellten Sachverständigen zugezogenen Facharztes. Dtsch. med. Wschr. 91, 780 (1966 a).

Schmelcher, R.: Beweiswert von Blutgruppengutachten, erbbiologischen Gutachten und des Dufty-Systems. Dtsch. med. Wschr. 91, 1896 (1966 b).

Schmelcher, R.: Formulargutachten als steuerbegünstigte wissenschaftliche Tätigkeit nach § 34 EStG. Dtsch. med. Wschr. 92, 857 (1967 a).

Schmelcher, R.: Ärztliche Gutachtertätigkeit als Standespflicht. Dtsch. med. Wschr. 92, 1586 (1967 b).

Schmelcher, R.: Vorsicht bei der Erstattung von Gutachten für Gerichte. Dtsch. med. Wschr. 93, 1210 (1968).

Schnetz, H.: Das Kind als klassischer Zeuge bei Sexualdelikten. Darmstadt: Stoytscheff 1961.

Schmid, K.: Die rechtliche Zulässigkeit psychologischer Testverfahren im Personalbereich. NJW 1971, 1863.

Schmidt, E.: Der Arzt im Strafrecht (Leipziger rechtswissenschaftliche Studien, Heft 116). Leipzig: Weicher 1939.

Schmidt, E.: Brennende Fragen des ärztlichen Berufsgeheimnisses. München: Isar-Verlag 1951 a.

Schmidt, E.: Berufsgeheimnis und Steuerrecht. JZ 1951 b, 211.

Schmidt, E.: Krankengeschichten und ärztliche Schweigepflicht. Med. Welt 1951 c, 435.

Schmidt, E.: Ärztliche Schweigepflicht und kein Ende. Dtsch. med. Wschr. 79, 1649 (1954).

Schmidt, E.: Lehrkommentar zur StPO und GVG. Göttingen: Vandenhoeck & Ruprecht 1957 a; Nachtragsband 1967.

Schmidt, E.: Arzt im Strafrecht. In: Ponsold, A. et. al. (Hrsg.): Lehrbuch der gerichtlichen Medizin. 2. Aufl., S. 22. Stuttgart: Thieme 1957 b.

Schmidt, E.: Urteilsanmerkung. JZ 1957 c, 229.

Schmidt, E.: Der Arzt als Sachverständiger im Strafprozeß. Hefte zur Unfallkunde 55 (1957 d).

Schmidt, E.: Gehört der Sachverständige auf die Richterbank? JZ 1961 a, 585.

Schmidt, E.: Straf- und prozeßrechtliche Fragen in der Sozialgerichtsbarkeit. Med. Sachv. **57**, 242 (1961 b).

Schmidt, E.: Ärztl. Schweigepflicht und Zeugnisverweigerungsrecht im Bereiche der Sozialgerichtsbarkeit. NJW **1962** a, 1745.

Schmidt, E.: Empfiehlt es sich, daß der Gesetzgeber die Fragen der ärztlichen Aufklärungspflicht regelt? (Verh. des 44. DJT, I, 4. Teil). Tübingen: J. C. B. Mohr 1962 b.

Schmidt, W.: Die Entschädigung des Sachverständigen nach § 3 ZuSEG. Med. Sachv. **66**, 235 (1970).

Schneider, K.: Psychiatrie heute. 3. Aufl. Stuttgart: Thieme 1960.

Schneider, K.: Die Beurteilung der Zurechnungsfähigkeit. 4. Aufl. Stuttgart: Thieme 1961.

Schneider, K.: Klinische Psychopathologie. 7. Aufl. Stuttgart: Thieme 1967.

Schnellbach, D.: Sachverständigengutachten kollegialer Fachbehörden im Prozeß. Jur. Diss. Marburg 1964.

Scholz, D.: Zur Beurteilung der gesundheitlichen Gefährdung Jugendlicher nach dem Jugendarbeitsschutzgesetz. Med. Sachv. **66**, 123 (1970).

Scholz, J. F.: „Im Zweifelsfalle entscheide man sich für das Richtige." Eine Darstellung zu den „Richtlinien zur Ausschaltung divergierender Gutachten". Med. Sachv. **54**, 63 (1958).

Schönke, A., Schröder, H.: StGB, Kommentar. 15. Aufl. München-Berlin: C. H. Beck 1970.

Schraml, W. J. (Hrsg.): Klinische Psychologie. Bern-Stuttgart-Wien: Hans Huber 1970.

Schröder, H.: Die kriminalpolitischen Aufgaben der Strafrechtsreform. In: Verhandlungen des 43. Deutschen Juristentages München 1960. Tübingen: J. C. B. Mohr 1962.

Schubert, E.: Sozialrecht. In: Göppinger, H., Witter, H. (Hrsg.): Hdbforens. Psychiatrie, Bd. I. Berlin, Heidelberg, New York: Springer 1972.

Schulte, W.: Psychosen in Abhängigkeit von biographischen Konstellationen. Regensburg. Jb. ärztl. Fortbildung **12**, 378 (1965).

Schulte, W. (Hrsg.): Almanach für Neurologie und Psychiatrie. München: Lehmann 1966.

Schulz, G.: Der ärztliche Sachverständige und § 136 a StPO. Med. Sachv. **55**, 148 (1959).

Schulz, G.: Die Schweigepflicht des Arztes. Kriminalistik **14**, 381 (1960).

Schulz, G.: Arztrecht für die Praxis. 3. völlig neu bearb. und erw. Aufl. von „Der Arzt vor dem Richter", Hannover: Schlütersche Buchdruckerei-Verlagsanstalt 1965.

Schulz, G.: Keine Bekanntgabe von amtsärztlichen Gutachten an den Untersuchten. Dtsch. med. Wschr. **87**, 20 92 (1962).

Schumacher, W.: Zur Methodologie der psychiatrischen Diagnostik und Forschung. Basel-New York: Karger 1963.

Schulz, G.: Arztrecht in der Literatur 1970. Med. Klin. **66**, 860 (1971).

Schwarz, B.: Klinische und katamnestische Untersuchungen zum Problem der chronischen Depression. Psychiat. Neurol. med. Psychol. (Lpz.) **18**, 373 (1966).

Schwarz-Dreher: Strafgesetzbuch (Kommentar). 30. Aufl. München: C. H. Beck 1968.

Schwarz, O., Kleinknecht, T.: Strafprozeßordnung. Kommentar. 28. Aufl. München: C. H Beck 1969.

Schwiegk, H. (Hrsg.): Handbuch der inneren Medizin. V. Band: Neurologie. 4. Aufl. Berlin-Heidelberg-New York: Springer 1953.

Seibert, C.: Beweisanträge (Zeugen und Sachverständige) im Strafverfahren. NJW **1962**, 135.

Seiler, J.: Über die Einordnung technischer Untersuchungsmethoden in die ärztliche Begutachtung. Med. Sachv. **66**, 193 (1970).

Seiler, R.: Der strafrechtliche Schutz der Geheimsphäre. Grazer rechtswissenschaftl. Studien, Bd. 4. Köln: Böhlau 1960.

Silomon, H.: Die Diagnose in der Sozialmedizin. Med. Sachv. **66**, 85 (1970).

Spann, W.: Ärztliche Rechts- und Standeskunde. München: Lehmann 1962.

Spiel, W.: Sachverständigenprobleme am Jugendgericht. Kriminalbiol. Gegenwartsfr., Heft **5**, 166. Stuttgart: Enke 1962.

Spillner, H.: Schutz des Gutachters gegen unwahre Presseberichterstattung. Ein Urteil des Bundesgerichtshofes. Med. Sachv. **53**, 91 (1957).

Spohn, K.: Besonderheiten der Begutachtung von Betriebs- und Verkehrsunfällen. Med. Sachv. **54**, 42 (1958).

Stern, E.: Testpsychologie und Psychotherapie. Fortschr. Neurol. Psychiat. **27**, 362 (1959).

Stern, M.: Persönliche Gutachterpflicht eines Klinikleiters. NJW **1969**, 2259 und 2263.

Stern, M.: Die Pflicht zur persönlichen Begutachtung durch den beauftragten Klinikdirektor. Med. Sachv. **66**, 244 (1970).

Stransky, E.: Der psychiatrische Sachverständige im Verfahren und in der Hauptverhandlung: Aufgaben, Ziele und Grenzen. Kriminalbiol. Gegenwartsfr., Heft **5**, 12. Stuttgart: Enke 1962.

Strippelmann, F. G. L.: Die Sachverständigen im gerichtlichen und außergerichtlichen Verfahren. Kassel: Fischer 1858.

Suchenwirth, R.: Problem der Anamnese. Die Erforschung der Vorgeschichte des Kranken als geisteswissenschaftlicher Beitrag zur Medizin. Nervenarzt **34**, 381 (1963).

Sundermeyer, W.: Herausgabe von Krankenblättern an Dritte. Krankenhausarzt **27**, 55 (1954).

Szewczyk, H. (Hrsg.): Die Gerichtspsychiatrie in der neuen Rechtspflege. Jena: Fischer 1964.

Szewczyk, H. (Hrsg.): Die Begutachtung und Behandlung erwachsener und jugendlicher Täter (Medizinisch-juristische Grenzfragen unter besonderer Berücksichtigung der Psychiatrie und Neurologie, H. 9). Jena: Fischer 1966.

Thomae, H.: Prinzipien und Formen der Gestaltung psychologischer Gutachten. In: Gottschaldt, K., Lersch, Ph., Sander, F., Thomae, H.: (Hrsg.) Handbuch der Psychologie, Bd. 11: Forensische Psychologie, S. 743. Göttingen: Verlag für Psychologie 1967.

Traxel, W.: Über Gegenstand und Methode der Psychologie. Bern: Huber 1968.

Ufermann, H.: Zweifelsfragen bei der Entschädigung von Sachverständigen. Rechtspfleger **1958**, 1.

Undeutsch, U.: Die Entwicklung der gerichtspsychologischen Gutachtertätigkeit: Göttingen: Hogrefe 1954.

Veh, R.: Wahrheit und Unwahrheit beim Zeugen- und Sachverständigeneid. Jur. Diss. Erlangen, 1914.

Vetter, K.: Elektrencephalographische Untersuchungen und ihre Bedeutung in foro. In: Göppinger, H., Witter, H. (Hrsg.): Hdbforens. Psychiatrie, Bd. II. Berlin, Heidelberg, New York: Springer 1972.

Villinger, W.: Die Beurteilung der Glaubwürdigkeit kindlicher und jugendlicher Zeugen. Einführung in die Problematik des Themas. Zbl. Neurol. Psychiat. **157**, 181 (1960).

Vogel, P.: Anspruch und institutionelle Stellung der Neurologie. Nervenarzt **38**, 148 (1964).

Vogl, M.: Zur Pädagogik des Widerrufes kindlicher Zeugenaussagen. Zbl. Neurol. Psychiat. **157**, 189 (1960).

Walter, H., Küper, M.: Die Einholung medizinischer Gutachten und Obergutachten im Zivilprozeß. NJW **1968**, 182.

Walter, G.: Inwieweit darf ein Arzt unter Berufung auf sein Berufsgeheimnis vor Gericht Aussagen über Patienten verweigern? Dtsch. med. Wschr. **79**, 1310 (1954).

Wartenberg, R.: Neurologische Untersuchungsmethoden in der Sprechstunde. 3. Aufl. Stuttgart: Thieme 1958.

Weiler, K.: Gefährdung der ärztlichen Schweigepflicht. Bayer. Ärztebl. **1950**, 164.

Weiler, K.: Mißachtung des ärztlichen Berufsgeheimnisses. Bayer. Ärztebl. **1951**, 17.

Weiler, K.: Zur Frage der Einsichtnahme in Krankengeschichten von Krankenanstalten. Bayer. Ärztebl. **1952**, 130.

Weimann, K.: Der sachverständige Zeuge. Diss. Breslau 1929.

Weise, K., Bach, O.: Zur Frage psychogener und somatogener Faktoren in der Pathogenese psychopathologischer Syndrome. Nervenarzt **36**, 483 (1965).

Weitbrecht, H. J.: Kritik der Psychosomatik. Stuttgart: Thieme 1955.

Weitbrecht, H. J.: Das Syndrom in der psychiatrischen Diagnose. Fortschr. Neurol. Psychiat. **27**, 1 (1959).

Weitbrecht, H. J.: Psychiatrische Fehldiagnosen in der Allgemeinpraxis. Stuttgart: Thieme 1966.

Weitbrecht, H. J.: Moderne Probleme in der Psychiatrie. Dtsch. Ärztebl. **64**, 1469, 1473 (1967).

Weitbrecht, H. J.: Psychiatrie im Grundriß. 2. Aufl. Berlin-Heidelberg-New York: Springer 1968.

Weitbrecht, H. J.: Hintergründe psychiatrischer Fehldiagnosen. Fortschr. Neurol. Psychiat. **37**, 333 (1969).

Wendt, C.-F.: Grundzüge einer verstehenspsychologischen Psychotherapie. 2. Aufl. Berlin-Göttingen-Heidelberg: Springer 1956.

Werner, H. M.: Die Persönlichkeitserforschung im Jugendstrafverfahren; eine Untersuchung über die kriminologische Arbeit der Jugendgerichtshilfe. Hamburg: Verlag Kriminalistik 1967.

Wieck, H. H.: Übersicht über die psychiatrische Systematik. Med. Welt, **1964**, 1207.

Wieck, H. H.: Lehrbuch der Psychiatrie. Stuttgart: Schattauer 1967.

Wiethaup, H.: Herausgabe von Krankenblättern an Dritte? JR **1954**, 174, 375.

Wilmanns, K.: Die sog. verminderte Zurechnungsfähigkeit. Berlin: Springer 1927.

Windelen, H. O.: Die Herausgabe des medizinischen Untersuchungsmaterials der Gutachter. Med. Sachv. **59**, 181 (1963).

Witter, H.: Über die Abgrenzung psychiatrischen Wissens und rechtlichen Ermessens im Zivilrecht. Med. Sachv. **57**, 82 (1961).

Witter, H.: Methodologische Probleme der Psychiatrie. Fortschr. Neurol. Psychiat. **31**, 491 (1963).

Witter, H.: Grundriß der gerichtlichen Psychologie und Psychiatrie. Berlin: Springer 1970.

Witter, H.: Allgemeine und spezielle Psychopathologie. In: Göppinger, H., Witter, H. (Hrsg.): Hdbforens. Psychiatrie, Bd. I. Berlin, Heidelberg, New York: Springer 1972.

Woesner, H.: Fragen ärztlicher Geheimhaltungspflicht. NJW **1957**, 692.

Würtenberger, T.: Zur Problematik der strafrechtlichen Zurechnungsfähigkeit. JZ **1954**, 209.

Wüst, H.: Richter und psychologischer Sachverständiger im Strafprozeß. Diss. München 1968.

Wuth, K.: Die ärztliche Gutachtertätigkeit bei der Umsatzsteuer. Dtsch. med. Wschr. **94**, 2454 (1969).

Wyrsch, J.: Psychopathologie und Verbrechen. Wien 1949.

Wyrsch, J.: Gerichtliche Psychiatrie. 2. Aufl. Bern: Haupt 1955.

Wyrsch, J.: Über psychische Norm und ihre Beziehungen zur Urteils- und Zurechnungsfähigkeit. SchwZStr. **73**, 382 (1958).

Wyrsch, J.: Der Psychiater im Strafverfahren. SchwZStr. **76**, 233 (1960).

Wyrsch, J.: Über die intuitive Erfassung der psychoorganischen Störung. Schweiz. Arch. Neurol. Neurochir. Psychiat. **101**, 169 (1968).

Zech, K.: Die Kriminalität der Manisch-Depressiven und ihre forensische Begutachtung. Med. Sachv. **55**, 1 (1959).

Zutt, J.: Psychiatrie und Neurologie. Nervenarzt **33**, 1 (1962).

Anhang

Auszug aus den im Text genannten Gesetzesbestimmungen unter Berücksichtigung des 2. Strafrechtsreformgesetzes (2. StrRG) und des Einführungsgesetzes zum Strafgesetzbuch (EGStGB), soweit sie am 1. 1. 1975 in Kraft treten.

Bei folgenden Bestimmungen des StGB wurden zum Vergleich die alte und die neue Gesetzesbestimmung abgedruckt: § 51 StGB a. F. — §§ 20, 21 StGB n. F.; § 298 StGB a. F. — § 201 StGB n. F. i. V. m. § 205 StGB n. F.; § 300 StGB a. F. — § 203 StGB n. F. i. V. m. § 205 StGB n. F.

StPO (Strafprozeßordnung)

§ 22. [Ausschließung eines Richters] Ein Richter ist von der Ausübung des Richteramtes kraft Gesetzes ausgeschlossen:

1. wenn er selbst durch die Straftat verletzt ist;

2. wenn er Ehegatte oder Vormund des Beschuldigten oder des Verletzten ist oder gewesen ist;

3. wenn er mit dem Beschuldigten oder mit dem Verletzten in gerader Linie verwandt, verschwägert oder durch Annahme an Kindes Statt verbunden, in der Seitenlinie bis zum dritten Grade verwandt oder bis zum zweiten Grade verschwägert ist, auch wenn die Ehe, durch welche die Schwägerschaft begründet ist, nicht mehr besteht;

4. wenn er in der Sache als Beamter der Staatsanwaltschaft, als Polizeibeamter, als Anwalt desVerletzten oder als Verteidiger tätig gewesen ist;

5. wenn er in der Sache als Zeuge oder Sachverständiger vernommen ist.

§ 24. [Ablehnung eines Richters] 1. Ein Richter kann sowohl in den Fällen, in denen er von der Ausübung des Richteramtes kraft Gesetzes ausgeschlossen ist, als auch wegen Besorgnis der Befangenheit abgelehnt werden.

2. Wegen Besorgnis der Befangenheit findet die Ablehnung statt, wenn ein Grund vorliegt, der geeignet ist, Mißtrauen gegen die Unparteilichkeit eines Richters zu rechtfertigen.

3. [1] Das Ablehnungsrecht steht der Staatsanwaltschaft, dem Privatkläger und dem Beschuldigten zu. [2] Den zur Ablehnung Berechtigten sind auf Verlangen die zur Mitwirkung bei der Entscheidung berufenen Gerichtspersonen namhaft zu machen.

§ 30. [Selbstablehnung; Ablehnung von Amts wegen] Das für die Erledigung eines Ablehnungsgesuchs zuständige Gericht hat auch dann zu entscheiden, wenn ein solches Gesuch nicht angebracht ist, ein Richter aber von einem Verhältnis Anzeige macht, das seine Ablehnung rechtfertigen könnte, oder wenn aus anderer Veranlassung Zweifel darüber entstehen, ob der Richter kraft Gesetzes ausgeschlossen ist.

§ 38. [Unmittelbare Ladung] Die bei dem Strafverfahren beteiligten Personen, denen die Befugnis beigelegt ist, Zeugen und Sachverständige unmittelbar zu laden, haben mit der Zustellung der Ladung den Gerichtsvollzieher zu beauftragen.

§ 48. [Ladung der Zeugen] Die Ladung der Zeugen geschieht unter Hinweis auf die gesetzlichen Folgen des Ausbleibens.

§ 51. [Folgen des Ausbleibens] 1. Einem ordnungsgemäß geladenen Zeugen, der nicht erscheint, werden die durch das Ausbleiben verursachten Kosten auferlegt. Zugleich wird gegen ihn ein Ordnungsgeld und für den Fall, daß dieses nicht beigetrieben werden kann, Ordnungshaft festgesetzt. Auch ist die zwangsweise Vorführung der Zeugen zulässig. Im Falle wiederholten Ausbleibens kann das Ordnungsmittel noch einmal festgesetzt werden.

2. Die Auferlegung der Kosten und die Festsetzung eines Ordnungsmittels unterbleiben, wenn das Ausbleiben des Zeugen genügend entschuldigt ist.

3. Die Befugnis zu diesen Maßregeln steht auch dem Untersuchungsrichter, dem Amtsrichter im Vorverfahren sowie dem beauftragten und ersuchten Richter zu.

§ 52. [Zeugnisverweigerungsrecht aus persönlichen Gründen] 1. Zur Verweigerung des Zeugnisses sind berechtigt

(1) der Verlobte des Beschuldigten;

(2) der Ehegatte des Beschuldigten, auch wenn die Ehe nicht mehr besteht;

(3) wer mit dem Beschuldigten in gerader Linie verwandt, verschwägert oder durch Annahme an Kindes Statt verbunden oder in der Seitenlinie bis zum dritten Grade verwandt oder bis zum zweiten Grade verschwägert ist, auch wenn die Ehe, durch welche die Schwägerschaft begründet ist, nicht mehr besteht.

2. [1] Die bezeichneten Personen sind vor jeder Vernehmung über ihr Recht zur Verweigerung des Zeugnisses zu belehren. [2] Sie können den Verzicht auf dieses Recht auch während der Vernehmung widerrufen.

§ 53. [Zeugnisverweigerungsrecht aus beruflichen Gründen] 1. Zur Verweigerung des Zeugnisses sind ferner berechtigt

(1) Geistliche über das, was ihnen in ihrer Eigenschaft als Seelsorger anvertraut worden oder bekanntgeworden ist;

(2) Verteidiger des Beschuldigten über das, was ihnen in ihrer Eigenschaft anvertraut worden oder bekanntgeworden ist;

(3) Rechtsanwälte, Patentanwälte, Notare, Wirtschaftsprüfer, vereidigte Buchprüfer, Steuerberater und Steuerbevollmächtigte, Ärzte Zahnärzte, Apotheker und Hebammen über das, was ihnen in dieser Eigenschaft anvertraut worden oder bekanntgeworden ist;

(3 a) Mitglieder oder Beauftragte einer ermächtigten Beratungsstelle nach § 218c des Strafgesetzbuches oder einer zur Begutachtung nach § 219 des Strafgesetzbuches zuständigen Stelle über das, was ihnen in dieser Eigenschaft anvertraut worden oder bekanntgeworden ist;

(4) Mitglieder des Bundestages, eines Landtages oder einer zweiten Kammer über Personen, die ihnen in ihrer Eigenschaft als Mitglieder dieser Organe oder denen sie in dieser Eigenschaft Tatsachen anvertraut haben sowie über diese Tatsachen selbst;

(5) Redakteure, Verleger, Herausgeber, Drucker und andere, die bei der Herstellung oder Veröffentlichung einer periodischen Druckschrift mitgewirkt haben, über die Person des Verfassers, Einsenders oder Gewährsmanns einer Veröffentlichung strafbaren Inhalts, wenn ein Redakteur der Druckschrift wegen dieser Veröffentlichung bestraft ist oder seiner Bestrafung keine Hindernisse entgegenstehen;

(6) Intendanten, Sendeleiter und andere, die bei der Vorbereitung oder Durchführung von Rundfunksendungen mitgewirkt haben, über die Person des Verfassers, Einsenders oder Gewährsmanns einer Rundfunksendung strafbaren Inhalts, wenn ein für die Sendung Verantwortlicher wegen dieser Sendung bestraft ist oder seiner Bestrafung keine Hindernisse entgegenstehen; über die Person des Verfassers, Einsenders oder Gewährsmanns, die selbst im Rundfunk spricht, darf das Zeugnis nicht verweigert werden.

2. Die in Absatz 1 Nr. 2 und 3a Genannten dürfen das Zeugnis nicht verweigern, wenn sie von der Verpflichtung zur Verschwiegenheit entbunden sind.

§ 53a. [Zeugnisverweigerungsrecht der Berufshelfer] 1. [1] Den in § 53 Abs. 1 Nr. 1 bis 4 Genannten stehen ihre Gehilfen und die Personen gleich, die zur Vorbereitung auf den Beruf an der berufsmäßigen Tätigkeit teilnehmen. [2] Über die Ausübung des Rechtes dieser Hilfspersonen, das Zeugnis zu verweigern, entscheiden die in § 53 Abs. 1 Nr. 1 bis 4 Genannten, es sei denn, daß diese Entscheidung in absehbarer Zeit herbeigeführt werden kann.

2. Die Entbindung von der Verpflichtung zur Verschwiegenheit (§ 53 Abs. 2) gilt auch für die Hilfspersonen.

§ 55. [Auskunftsverweigerungsrecht] 1. Jeder Zeuge kann die Auskunft auf solche Fragen verweigern, deren Beantwortung ihm selbst oder einem der in § 52 Abs. 1 bezeichneten Angehörigen die Gefahr zuziehen würde, wegen einer Straftat oder einer Ordnungswidrigkeit verfolgt zu werden.

§ 59. [Vereidigung] [1] Die Zeugen sind einzeln und nach ihrer Vernehmung zu vereidigen. [2] Die Vereidigung erfolgt, soweit nichts anderes bestimmt ist, in der Hauptverhandlung.

§ 60. [Verbot der Vereidigung] Von der Vereidigung ist abzusehen

1. bei Personen, die zur Zeit der Vernehmung das sechzehnte Lebensjahr noch nicht vollendet haben oder die wegen mangelnder Verstandesreife oder wegen Verstandesschwäche vom Wesen und der Bedeutung des Eides keine genügende Vorstellung haben;

2. bei Personen, die der Tat, welche den Gegenstand der Untersuchung bildet, oder der Beteiligung an ihr oder die Begünstigung, Strafvereitelung oder Hehlerei verdächtig oder deswegen bereits verurteilt sind.

§ 61. [Abgesehen von Vereidigung] Von der Vereidigung kann nach dem Ermessen des Gerichts abgesehen werden

1. bei Personen, die zur Zeit der Vernehmung das sechzehnte, aber noch nicht das achtzehnte Lebensjahr vollendet haben;

2. beim Verletzten sowie bei Personen, die im Sinne des § 52 Abs. 1 Angehörige des Verletzten oder des Beschuldigten sind;

3. wenn das Gericht der Aussage keine wesentliche Bedeutung beimißt und nach seiner Überzeugung auch unter Eid keine wesentliche Aussage zu erwarten ist;

4. bei Personen, die wegen Meineids (§§ 154, 155 des Strafgesetzbuches) verurteilt worden sind.

§ 62. [Vereidigung in Bagatellstrafsachen] Im Privatklageverfahren werden Zeugen nur vereidigt, wenn es das Gericht wegen der ausschlaggebenden Bedeutung der Aussage oder zur Herbeiführung einer wahren Aussage für notwendig hält.

§ 63. [Eidesverweigerungsrecht] Die in § 52 Abs. 1 bezeichneten Angehörigen des Beschuldigten haben das Recht, die Beeidigung des Zeugnisses zu verweigern; darüber sind sie zu belehren.

§ 66c. [Eidesformel] 1. Die Vereidigung erfolgt in der Weise, daß der Richter an den Zeugen die Worte richtet:
„Sie schwören bei Gott dem Allmächtigen und Allwissenden, daß Sie nach bestem Wissen die reine Wahrheit gesagt und nichts verschwiegen haben" und der Zeuge hierauf die Worte spricht:
„Ich schwöre es, so wahr mir Gott helfe."

2. Der Eid kann auch ohne religiöse Beteuerung geleistet werden.

3. Der Schwörende soll bei der Eidesleistung die rechte Hand erheben.

§ 68. [Vernehmung zur Person] [1] Die Vernehmung beginnt damit, daß der Zeuge über Vornamen und Zunamen, Alter, Stand oder Gewerbe und Wohnort befragt wird. [2]. Erforderlichenfalls sind dem Zeugen Fragen über solche Umstände, die seine Glaubwürdigkeit in der vorliegenden Sache betreffen, insbesondere über seine Beziehungen zu dem Beschuldigten oder dem Verletzten, vorzulegen.

§ 69. [Vernehmung zur Sache] 1. [1] Der Zeuge ist zu veranlassen, das, was ihm von dem Gegenstand seiner Vernehmung bekannt ist, im Zusammenhang anzugeben. [2] Vor seiner Vernehmung ist dem Zeugen der Gegenstand der Untersuchung und die Person des Beschuldigten, sofern ein solcher vorhanden ist, zu bezeichnen.

2. Zur Aufklärung und zur Vervollständigung der Aussage sowie zur Erforschung des Grundes, auf dem das Wissen des Zeugen beruht, sind nötigenfalls weitere Fragen zu stellen.

3. Die Vorschrift des § 136 a gilt für die Vernehmung des Zeugen entsprechend.

§ 70. [Grundlose Zeugnis- und Eidesverweigerung] 1. Wird das Zeugnis oder die Eidesleistung ohne gesetzlichen Grund verweigert, so werden dem Zeugen die durch die Weigerung verursachten Kosten auferlegt. Zugleich wird gegen ihn ein Ordnungsgeld und für den Fall, daß dieses nicht beigetrieben werden kann, Ordnungshaft festgesetzt.

2. Auch kann zur Erzwingung des Zeugnisses die Haft angeordnet werden, jedoch nicht mehr über die Zeit der Beendigung des Verfahrens in dem Rechtszug, auch nicht über die Zeit von sechs Monaten hinaus.

3. Die Befugnis zu diesen Maßregeln steht auch dem Untersuchungsrichter, dem Amtsrichter im Vorverfahren sowie dem beauftragten und ersuchten Richter zu.

4. Sind die Maßregeln erschöpft, so können sie in demselben oder in einem anderen Verfahren, das dieselbe Tat zum Gegenstand hat, nicht wiederholt werden.

§ 72. [Anwendung der Vorschriften für Zeugen] Auf Sachverständige ist der sechste Abschnitt über Zeugen entsprechend anzuwenden, soweit nicht in den nachfolgenden Paragraphen abweichende Vorschriften getroffen sind.

§ 73. [Auswahl] 1. Die Auswahl der zuzuziehenden Sachverständigen und die Bestimmung ihrer Anzahl erfolgt durch den Richter.

2. Sind für gewisse Arten von Gutachten Sachverständige öffentlich bestellt, so sollen andere Personen nur dann gewählt werden, wenn besondere Umstände es erfordern.

§ 74. [Ablehnung] 1. [1] Ein Sachverständiger kann aus denselben Gründen, die zur Ablehnung eines Richters berechtigen, abgelehnt werden. [2] Ein Ablehnungsgrund kann jedoch nicht daraus entnommen werden, daß der Sachverständige als Zeuge vernommen worden ist.

2. [1] Das Ablehnungsrecht steht der Staatsanwaltschaft, dem Privatklägeer und dem Beschuldigten zu. [2] Die ernannten Sachverständigen sind den zur Ablehnung Berechtigten namhaft zu machen, wenn nicht besondere Umstände entgegenstehen.

3. Der Ablehnungsgrund ist glaubhaft zu machen; der Eid ist als Mittel der Glaubhaftmachung ausgeschlossen.

§ 75. [Pflicht zur Erstattung des Gutachtens] 1. Der zum Sachverständigen Ernannte hat der Ernennung Folge zu leisten, wenn er zur Erstattung von Gutachten der erforderlichen Art öffentlich bestellt ist oder wenn er die Wissenschaft, die Kunst oder das Gewerbe, deren Kenntnis Voraussetzung der Begutachtung ist, öffentlich zum Erwerb ausübt oder wenn er zu ihrer Ausübung öffentlich bestellt oder ermächtigt ist.

2. Zur Erstattung des Gutachtens ist auch der verpflichtet, welcher sich hierzu vor Gericht bereit erklärt hat.

§ 76. [Gutachtenverweigerungsrecht] 1. [1] Dieselben Gründe, die einen Zeugen berechtigen, das Zeugnis zu verweigern, berechtigen einen Sachverständigen zur Verweigerung des Gutachtens. [2] Auch aus anderen Gründen kann ein Sachverständiger von der Verpflichtung zur Erstattung des Gutachtens entbunden werden.

2. [1] Für die Vernehmung von Richtern, Beamten und anderen Personen des öffentlichen Dienstes als Sachverständige gelten die besonderen beamtenrechtlichen Vorschriften. [2] Für die Mitglieder der Bundes- oder einer Landesregierung gelten die für sie maßgebenden besonderen Vorschriften.

§ 77. [Folgen des Ausbleibens oder der Weigerung] Im Falle des Nichterscheinens oder der Weigerung eines zur Erstattung des Gutachtens verpflichteten Sachverständigen wird diesem auferlegt, die dadurch verursachten Kosten zu ersetzen. Zugleich wird gegen ihn ein Ordnungsgeld festgesetzt. Im Falle wiederholten Ungehorsams kann neben der Auferlegung der Kosten das Ordnungsgeld noch einmal festgesetzt werden.

§ 78. [Richterliche Leitung] Der Richter hat, soweit ihm dies erforderlich erscheint, die Tätigkeit der Sachverständigen zu leiten.

§ 79. [Sachverständigeneid] 1. [1] Der Sachverständige kann nach dem Ermessen des Gerichts vereidigt werden. [2] Auf Antrag der Staatsanwaltschaft, des Angeklagten oder des Verteidigers ist er zu vereidigen.

2. Der Eid ist nach Erstattung des Gutachtens zu leisten; er geht dahin, daß der Sachverständige das Gutachten unparteiisch und nach bestem Wissen und Gewissen erstattet habe.

3. Ist der Sachverständige für die Erstattung von Gutachten der betreffenden Art im allgemeinen vereidigt, so genügt die Berufung auf den geleisteten Eid.

§ 80. [Vorbereitung des Gutachtens] 1. Dem Sachverständigen kann auf sein Verlangen zur Vorbereitung des Gutachtens durch Vernehmung von Zeugen oder des Beschuldigten weitere Aufklärung verschafft werden.

2. Zu demselben Zweck kann ihm gestattet werden, die Akten einzusehen, der Vernehmung von Zeugen oder des Beschuldigten beizuwohnen und an sie unmittelbar Fragen zu stellen.

§ 80a. [Zuziehung im Vorverfahren] Ist damit zu rechnen, daß die Unterbringung des Beschuldigten in einem psychiatrischen Krankenhaus, einer Entziehungsanstalt oder in der Sicherungsverwahrung angeordnet werden wird, so soll schon im Vorverfahren einem Sachverständigen Gelegenheit zur Vorbereitung des in der Hauptverhandlung zu erstattenden Gutachtens gegeben werden.

§ 81. 1. Zur Vorbereitung eines Gutachtens über den psychischen Zustand des Beschuldigten kann das Gericht nach Anhörung eines Sachverständigen und des Verteidigers anordnen, daß der Beschuldigte in ein öffentliches psychiatrisches Krankenhaus gebracht und dort beobachtet wird.

2. Das Gericht trifft die Anordnung nach Absatz 1 nur, wenn der Beschuldigte der Tat dringend verdächtig ist. Das Gericht darf diese Anordnung nicht treffen, wenn sie zu der Bedeutung der Sache und der zu erwartenden Strafe oder Maßregel der Besserung und Sicherung außer Verhältnis steht.

3. Im vorbereitenden Verfahren entscheidet das Gericht, das für die Eröffnung des Hauptverfahrens zuständig wäre.

4. Gegen den Beschluß ist sofortige Beschwerde zulässig. Sie hat aufschiebende Wirkung.

5. Die Unterbringung in einem psychiatrischen Krankenhaus nach Absatz 1 darf die Dauer von insgesamt sechs Wochen nicht überschreiten.

§ 81a. [Körperliche Untersuchung; Blutprobe] 1. [1] Eine körperliche Untersuchung des Beschuldigten darf zur Feststellung von Tatsachen angeordnet werden, die für das Verfahren von Bedeutung sind. [2] Zu diesem Zweck sind Entnahmen von Blutproben und andere körperliche Eingriffe, die von einem Arzt nach den Regeln der ärztlichen Kunst zu Untersuchungszwecken vorgenommen werden, ohne Einwilligung des Beschuldigten zulässig, wenn kein Nachteil für seine Gesundheit zu befürchten ist.

2. Die Anordnung steht dem Richter, bei Gefährdung des Untersuchungserfolges durch Verzögerung auch der Staatsanwaltschaft und ihren Hilfsbeamten (§ 152 des Gerichtsverfassungsgesetzes) zu.

§ 81c. [Untersuchung anderer Personen] 1. [1] Andere Personen als Beschuldigte dürfen, wenn sie als Zeugen in Betracht kommen, ohne ihre Einwilligung nur untersucht werden, soweit zur Erforschung der Wahrheit festgestellt werden muß, ob sich an ihrem Körper eine bestimmte Spur oder Folge einer Straftat befindet. [2] Die Untersuchung kann aus den gleichen Gründen wie das Zeugnis verweigert werden. [3] Die Untersuchung ist unzulässig, wenn sie dem Betroffenen bei Würdigung aller Umstände nicht zugemutet werden kann.

2. [1] Bei anderen Personen als Beschuldigten sind Untersuchungen zur Feststellung der Abstammung und die Entnahme von Blutproben ohne Einwilligung des zu Untersuchenden zulässig, wenn kein Nachteil für seine Gesundheit zu befürchten und die Maßnahme zur Erforschung der Wahrheit unerläßlich ist. [2] Die Untersuchungen und die Entnahme von Blutproben dürfen stets nur von einem Arzt vorgenommen werden. [3] Absatz 1 Satz 2 und 3 gilt auch hier.

3. Die Anordnung steht dem Richter, bei Gefährdung des Untersuchungserfolges durch Verzögerung auch der Staatsanwaltschaft und ihren Hilfsbeamten (§ 152 des Gerichtsverfassungsgesetzes) zu.

4. [1] Bei Weigerung des Betroffenen gilt die Vorschrift des § 70 entsprechend. [2] Unmittelbarer Zwang darf nur auf besondere Anordnung des Richters angewandt werden. [3] Die Anordnung setzt voraus, daß der Betroffene trotz Festsetzung eines Ordnungsgeldes bei der Weigerung beharrt oder daß Gefahr im Verzug ist.

§ 83. [Neues Gutachten] 1. Der Richter kann eine neue Begutachtung durch dieselben oder durch andere Sachverständige anordnen, wenn er das Gutachten für ungenügend erachtet.

2. Der Richter kann die Begutachtung durch einen andere Sachverständigen anordnen, wenn ein Sachverständiger nach Erstattung des Gutachtens mit Erfolg abgelehnt ist.

3. In wichtigeren Fällen kann das Gutachten einer Fachbehörde eingeholt werden.

§ 87. [Leichenschau, Leichenöffnung] [1] Die richterliche Leichenschau wird unter Zuziehung eines Arztes, die Leichenöffnung im Beisein des Richters von zwei Ärzten, unter denen sich ein Gerichtsarzt befinden muß, vorgenommen. [2] Dem Arzt, welcher den Verstorbenen in der dem Tode unmittelbar vorausgegangenen Krankheit behandelt hat, ist die Leichenöffnung nicht zu übertragen. [3] Er kann jedoch aufgefordert werden, der Leichenöffnung beizuwohnen, um aus der Krankheitsgeschichte Aufschlüsse zu geben.

§ 97. [Beschlagnahmefreie Gegenstände] 1. Der Beschlagnahme unterliegen nicht

(1) schriftliche Mitteilungen zwischen dem Beschuldigten und den Personen, die nach § 52 oder § 53 Abs. 1 Nr. 1 bis 3a das Zeugnis verweigern dürfen;

(2) Aufzeichnungen, welche die in § 53 Abs. 1 Nr. 1 bis 3a Genannten über die ihnen vom Beschuldigten anvertrauten Mitteilungen oder über andere Umstände gemacht haben, auf die sich das Zeugnisverweigerungsrecht erstreckt;

(3) andere Gegenstände einschließlich der ärztlichen Untersuchungsbefunde, auf die sich das Zeugnisverweigerungsrecht der in § 53 Abs. 1 Nr. 1 bis 3a Genannten erstreckt.

2. [1] Diese Beschränkungen gelten nur, wenn die Gegenstände im Gewahrsam der zur Verweigerung des Zeugnisses Berechtigten sind. [2] Der Beschlagnahme unterliegen auch nicht Gegenstände, auf die sich das Zeugnisverweigerungsrecht der Ärzte, Zahnärzte, Apotheker und Hebammen erstreckt, wenn sie im Gewahrsam einer Krankenanstalt sind, sowie Gegenstände, auf die sich das Zeugnisverweigerungsrecht der in § 53 Abs. 1 Nr. 3a genannten Personen erstreckt, wenn sie im Gewahrsam der ermächtigten Beratungsstelle nach § 218c des Strafgesetzbuches oder der zur Begutachtung nach § 219 des Strafgesetzbuches zuständigen Stelle sind. [3] Die Beschränkungen der Beschlagnahme gelten nicht, wenn die zur Verweigerung des Zeugnisses Berechtigten einer Teilnahme oder einer Begünstigung, Strafvereitelung oder Hehlerei verdächtig sind.

3. Soweit das Zeugnisverweigerungsrecht der Mitglieder des Bundestages, eines Landtages oder einer zweiten Kammer reicht (§ 53 Abs. 1 Nr. 4), ist die Beschlagnahme von Schriftstücken unzulässig.

4. Die Absätze 1 bis 3 sind entsprechend anzuwenden, soweit die in § 53a Genannten das Zeugnis verweigern dürfen.

5. Zu dem Zweck, die Person des Verfassers, Einsenders oder Gewährsmanns einer Veröffentlichung oder Sendung strafbaren Inhalts zu ermitteln, ist die Beschlagnahme von Schriftstücken unzulässig, die sich im Gewahrsam der nach § 53 Abs. 1 Nr. 5 und 6 zur Verweigerung des Zeugnisses Berechtigten befinden.

§ 100a. [Überwachung des Fernmeldeverkehrs] [1] Die Überwachung und Aufnahme des Fernmeldeverkehrs auf Tonträger darf angeordnet werden, wenn bestimmte Tatsachen den Verdacht begründen, daß jemand als Täter oder Teilnehmer

1. a) Straftaten des Friedensverrats, des Hochverrats und der Gefährdung des demokratischen Rechtsstaates oder des Landesverrats und der Gefährdung der äußeren Sicherheit

(§§ 80 bis 82, 84 bis 86, 87 bis 89, 94 bis 100a des Strafgesetzbuches, § 20 Abs. 1 Nr. 1 bis 4 des Vereinsgesetzes),

b) Straftaten gegen die Landesverteidigung (§§ 109d bis 109h des Strafgesetzbuches),

c) Straftaten gegen die öffentliche Ordnung (§§ 129 bis 130 des Strafgesetzbuches, § 47 Abs. 1 Nr. 7 des Ausländergesetzes),

d) ohne Soldat zu sein, Anstiftung oder Beihilfe zur Fahnenflucht oder Anstiftung zum Ungehorsam (§§ 16, 19 in Verbindung mit § 1 Abs. 3 des Wehrstrafgesetzes),

e) Straftaten gegen die Sicherheit der in der Bundesrepublik Deutschland stationierten Truppen der nichtdeutschen Vertragsstaaten des Nordatlantikvertrages oder der im Land Berlin anwesenden Truppen einer der Drei Mächte (§§ 89, 94 bis 97, 98 bis 100, 109d bis 109g des Strafgesetzbuches, §§ 16, 19 des Wehrstrafgesetzes in Verbindung mit Artikel 7 des Vierten Strafveränderungsgesetzes),

2. eine Geld- oder Wertpapierfälschung (§§ 146, 151, 152 des Strafgesetzbuches), einen Menschenhandel nach § 181 Nr. 2 des Strafgesetzbuches, einen Mord, einen Totschlag oder einen Völkermord (§§ 211, 212, 220a des Strafgesetzbuches), eine Straftat gegen die persönliche Freiheit (§§ 234, 234a, 239a, 239b des Strafgesetzbuches), einen Raub oder eine räuberische Erpressung (§§ 249 bis 251, 255 des Strafgesetzbuches), eine Erpressung (§ 253 des Strafgesetzbuches), eine gemeingefährliche Straftat in den Fällen der §§ 306 bis 308, 310b Abs. 1 bis 3, des § 311 Abs. 1 bis 3, des § 311a Abs. 1 bis 3, der §§ 311b, 312, 313, 315 Abs. 3, des § 315b Abs. 3, der §§ 316a, 316c oder 324 des Strafgesetzbuches oder

3. eine Straftat nach § 53 Abs. 1 Nr. 1, 2 des Waffengesetzes oder nach § 16 Abs. 1, 2 des Gesetzes über die Kontrolle von Kriegswaffen

begangen oder in Fällen, in denen der Versuch strafbar ist, zu begehen versucht oder durch eine Straftat vorbereitet hat, und wenn die Erforschung des Sachverhalts oder die Ermittlung des Aufenthaltsortes des Beschuldigten auf andere Weise aussichtslos oder wesentlich erschwert wäre. ² Die Anordnung darf sich nur gegen den Beschuldigten oder gegen Personen richten, von denen auf Grund bestimmter Tatsachen anzunehmen ist, daß sie für den Beschuldigten bestimmte oder von ihm herrührende Mitteilungen entgegennehmen oder weitergeben oder daß der Beschuldigte ihren Anschluß benutzt.

§ 100b. [Zuständigkeit für Anordnung der Überwachung des Fernmeldeverkehrs] 1. ¹ Die Überwachung und Aufnahme des Fernmeldeverkehrs auf Tonträger (§ 100a) darf nur durch den Richter angeordnet werden. ² Bei Gefahr im Verzug kann die Anordnung auch von der Staatsanwaltschaft getroffen werden. ³ Die Anordnung der Staatsanwaltschaft tritt außer Kraft, wenn sie nicht binnen drei Tagen von dem Richter bestätigt wird.

2. ¹ Die Anordnung ergeht schriftlich. ² Sie muß Namen und Anschrift des Betroffenen enthalten, gegen den sie sich richtet. ³ In ihr sind Art, Umfang und Dauer der Maßnahmen zu bestimmen. ⁴ Die Anordnung ist auf höchstens drei Monate zu befristen. ⁵ Eine Verlängerung um jeweils nicht mehr als drei weitere Monate ist zulässig, soweit die in § 100a bezeichneten Voraussetzungen fortbestehen.

3. Auf Grund der Anordnung hat die Deutsche Bundespost dem Richter, der Staatsanwaltschaft und ihren im Polizeidienst tätigen Hilfsbeamten (§ 152 des Gerichtsverfassungsgesetzes) das Abhören des Fernsprechverkehrs und das Mitlesen des Fernschreibverkehrs zu ermöglichen.

4. ¹ Liegen die Voraussetzungen des § 100a nicht mehr vor, so sind die sich aus der Anordnung ergebenden Maßnahmen unverzüglich zu beenden. ² Die Beendigung ist dem Richter und der Deutschen Bundespost mitzuteilen.

5. ¹ Sind die durch die Maßnahmen erlangten Unterlagen zur Strafverfolgung nicht mehr erforderlich, so sind sie unter Aufsicht der Staatsanwaltschaft zu vernichten. ² Über die Vernichtung ist eine Niederschrift anzufertigen.

§ 214. [Ladungen durch den Staatsanwalt] 1. ¹ Die zur Hauptverhandlung erforderlichen Ladungen und die Herbeischaffung der als Beweismittel dienenden Gegenstände bewirkt die Staatsanwaltschaft. ² Sie können auch vom Gericht bewirkt werden.

2. Ist anzunehmen, daß die Hauptverhandlung sich auf längere Zeit erstreckt, so kann der Vorsitzende bestimmen, daß sämtliche oder einzelne Zeugen und Sachverständige zu einem späteren Zeitpunkt als dem Beginn der Hauptverhandlung geladen werden.

§ 220. [Ladung durch den Angeklagten] 1. [1] Lehnt der Vorsitzende den Antrag auf Ladung einer Person ab, so kann der Angeklagte sie unmittelbar laden lassen. [2] Hierzu ist er auch ohne vorgängigen Antrag befugt.

2. Eine unmittelbar geladene Person ist nur dann zum Erscheinen verpflichtet, wenn ihr bei der Ladung die gesetzliche Entschädigung für Reisekosten und Versäumnis bar dargeboten oder deren Hinterlegung bei der Geschäftsstelle nachgewiesen wird.

3. Ergibt sich in der Hauptverhandlung, daß die Vernehmung einer unmittelbar geladenen Person zur Aufklärung der Sache dienlich war, so hat das Gericht auf Antrag anzuordnen, daß ihr die gesetzliche Entschädigung aus der Staatskasse zu gewähren ist.

§ 222. [Namhaftmachung der Zeugen] 1. Gericht und Staatsanwaltschaft haben, wenn sie außer den in der Anklageschrift benannten oder auf Antrag des Angeklagten geladenen Zeugen oder Sachverständigen noch andere Personen laden, dem Angeklagten diese Personen rechtzeitig namhaft zu machen und ihren Wohn- und Aufenthaltsort anzugeben.

2. Der Angeklagte hat die von ihm unmittelbar geladenen oder zur Hauptverhandlung zu stellenden Zeugen und Sachverständigen rechtzeitig dem Gericht und der Staatsanwaltschaft namhaft zu machen und ihren Wohn- oder Aufenthaltsort anzugeben.

§ 223. [Kommissarische Zeugenvernehmung] 1. Wenn dem Erscheinen eines Zeugen oder Sachverständigen in der Hauptverhandlung für eine längere oder ungewisse Zeit Krankheit oder Gebrechlichkeit oder andere nicht zu beseitigende Hindernisse entgegenstehen, so kann das Gericht seine Vernehmung durch einen beauftragten oder ersuchten Richter anordnen.

2. Dasselbe gilt, wenn einem Zeugen oder Sachverständigen das Erscheinen wegen großer Entfernung nicht zugemutet werden kann.

3. Die Vernehmung von Zeugen hat eidlich zu erfolgen, soweit nicht Ausnahmen vorgeschrieben oder zugelassen sind.

§ 228. [Aussetzung und Unterbrechung] 1. [1] Über Anträge auf Aussetzung einer Hauptverhandlung entscheidet das Gericht. [2] Kürzere Unterbrechungen ordnet der Vorsitzende an.

2. Eine Verhinderung des Verteidigers gibt, unbeschadet der Vorschrift des § 145, dem Angeklagten kein Recht, die Aussetzung der Verhandlung zu verlangen.

3. Ist die Frist des § 217 Abs. 1 nicht eingehalten worden, so soll der Vorsitzende den Angeklagten mit der Befugnis, Aussetzung der Verhandlung zu verlangen, bekanntmachen.

§ 238. [Verhandlungsleitung] 1. Die Leitung der Verhandlung, die Vernehmung des Angeklagten und die Aufnahme des Beweises erfolgt durch den Vorsitzenden.

§ 239. [Kreuzverhör] 1. [1] Die Vernehmung der von der Staatsanwaltschaft und dem Angeklagten benannten Zeugen und Sachverständigen ist der Staatsanwaltschaft und dem Verteidiger auf deren übereinstimmenden Antrag von dem Vorsitzenden zu überlassen. [2] Bei den von der Staatsanwaltschaft benannten Zeugen und Sachverständigen hat diese, bei dem von dem Angeklagten benannten der Verteidiger in erster Reihe das Recht zur Vernehmung.

2. Der Vorsitzende hat auch nach dieser Vernehmung die ihm zur weiteren Aufklärung der Sache erforderlich scheinenden Fragen an die Zeugen und Sachverständigen zu richten.

§ 240. [Fragerecht] 1. Der Vorsitzende hat den beisitzenden Richtern auf Verlangen zu gestatten, Fragen an den Angeklagten, die Zeugen und die Sachverständigen zu stellen.

2. [1] Dasselbe hat der Vorsitzende der Staatsanwaltschaft, dem Angeklagten und dem Verteidiger sowie den Schöffen zu gestatten. [2] Die unmittelbare Befragung eines Angeklagten durch einen Mitangeklagten ist unzulässig.

§ 243. [Gang der Hauptverhandlung] 1. [1] Die Hauptverhandlung beginnt mit dem Aufruf der Sache. [2] Der Vorsitzende stellt fest, ob der Angeklagte und der Verteidiger anwesend und die Beweismittel herbeigeschafft, insbesondere die geladenen Zeugen und Sachverständigen erschienen sind.

2. [1] Die Zeugen verlassen den Sitzungssaal. [2] Der Vorsitzende vernimmt den Angeklagten über seine persönlichen Verhältnisse.

3. [1] Darauf verliest der Staatsanwalt den Anklagesatz. [2] Dabei legt er in den Fällen des § 207 Abs. 3 die neue Anklageschrift zugrunde. [3] In den Fällen des § 207 Abs. 2 Nr. 3 trägt der Staatsanwalt den Anklagesatz mit der dem Eröffnungsbeschluß zugrunde liegenden rechtlichen Würdigung vor; außerdem kann er seine abweichende Rechtsauffassung äußern. [4] In den Fällen des § 207 Abs. 2 Nr. 4 berücksichtigt er die Änderungen, die das Gericht bei der Zulassung der Anklage zur Hauptverhandlung beschlossen hat.

4. [1] Sodann wird der Angeklagte darauf hingewiesen, daß es ihm freistehe, sich zu der Anklage zu äußern oder nicht zur Sache auszusagen. [2] Ist der Angeklagte zur Äußerung bereit, so wird er nach Maßgabe des § 136 Abs. 2 zur Sache vernommen. [3] Vorstrafen des Angeklagten sollen nur insoweit festgestellt werden, als sie für die Entscheidung von Bedeutung sind. [4] Wann sie festgestellt werden, bestimmt der Vorsitzende.

§ 244. [Beweisaufnahme) 1. Nach der Vernehmung des Angeklagten folgt die Beweisaufnahme.

2. Das Gericht hat zur Erforschung der Wahrheit die Beweisaufnahme von Amts wegen auf alle Tatsachen und Beweismittel zu erstrecken, die für die Entscheidung von Bedeutung sind.

3. [1] Ein Beweisantrag ist abzulehnen, wenn die Erhebung des Beweises unzulässig ist. [2] Im übrigen darf ein Beweisantrag nur abgelehnt werden, wenn eine Beweiserhebung wegen Offenkundigkeit überflüssig ist, wenn die Tatsache, die bewiesen werden soll, für die Entscheidung ohne Bedeutung oder schon erwiesen ist, wenn das Beweismittel völlig ungeeignet oder wenn es unerreichbar ist, wenn der Antrag zum Zweck der Prozeßverschleppung gestellt ist oder wenn eine erhebliche Behauptung, die zur Entlastung des Angeklagten bewiesen werden soll, so behandelt werden kann, als wäre die behauptete Tatsache wahr.

4. [1] Ein Beweisantrag auf Vernehmung eines Sachverständigen kann, soweit nichts anderes bestimmt ist, auch abgelehnt werden, wenn das Gericht selbst die erforderliche Sachkunde besitzt. [2] Die Anhörung eines weiteren Sachverständigen kann auch dann abgelehnt werden, wenn durch das frühere Gutachten das Gegenteil der behaupteten Tatsache bereits erwiesen ist; dies gilt nicht, wenn die Sachkunde des früheren Gutachters zweifelhaft ist, wenn sein Gutachten von unzutreffenden tatsächlichen Voraussetzungen ausgeht, wenn das Gutachten Widersprüche enthält oder wenn der neue Sachverständige über Forschungsmittel verfügt, die denen eines früheren Gutachters überlegen erscheinen.

5. Ein Beweisantrag auf Einnahme eines Augenscheins kann abgelehnt werden, wenn der Augenschein nach dem pflichtgemäßen Ermessen des Gerichts zur Erforschung der Wahrheit nicht erforderlich ist.

6. Die Ablehnung eines Beweisantrages bedarf eines Gerichtsbeschlusses.

§ 245. [Umfang der Beweisaufnahme] [1] Die Beweisaufnahme ist auf die sämtlichen vorgeladenen und auch erschienenen Zeugen und Sachverständigen sowie auf die anderen herbeigeschafften Beweismittel zu erstrecken, es sei denn, daß die Beweiserhebung unzulässig oder zum Zweck der Prozeßverschleppung beantragt ist. [2] Dies gilt auch dann, wenn die Ladung und das Erscheinen der Zeugen oder Sachverständigen oder die Herbeischaffung der anderen Beweismittel erst während der Hauptverhandlung erfolgt. [3] Von der Erhebung einzelner Beweise kann abgesehen werden, wenn die Staatsanwaltschaft und der Angeklagte damit einverstanden sind.

§ 246 a. [Ärztlicher Sachverständiger] [1] Ist damit zu rechnen, daß die Unterbringung des Angeklagten in einem psychiatrischen Krankenhaus, einer Entziehungsanstalt oder in der Sicherungsverwahrung angeordnet werden wird, so ist in der Hauptverhandlung ein Sachverständiger über den Zustand des Angeklagten und die Behandlungsaussichten zu vernehmen. [2] Hat der Sachverständige den Angeklagten nicht schon früher untersucht, so soll ihm dazu vor der Hauptverhandlung Gelegenheit gegeben werden.

§ 247. [Entfernung des Angeklagten] 1. [1] Das Gericht kann den Angeklagten, wenn zu befürchten ist, daß ein Mitangeklagter oder ein Zeuge bei seiner Vernehmung in Gegenwart des Angeklagten die Wahrheit nicht sagen werde, während dieser Vernehmung aus dem Sitzungszimmer abtreten lassen. [2] Dasselbe gilt für die Dauer von Erörterungen über den körperlichen oder geistigen Zustand des Angeklagten und die Behandlungsaussichten, wenn ein erheblicher Nachteil für seine Gesundheit zu befürchten ist. [3] Der Vorsitzende hat jedoch den Angeklagten, sobald dieser wieder vorgelassen worden ist, von dem wesentlichen Inhalt dessen zu unterrichten, was während seiner Abwesenheit ausgesagt oder sonst verhandelt worden ist.

2. In gleicher Weise ist zu verfahren, wenn das Gericht wegen ordnungswidrigen Benehmens des Angeklagten zeitweise dessen Entfernung aus dem Sitzungszimmer angeordnet hat.

§ 248. [Entlastung der Zeugen und Sachverständigen] [1] Die vernommenen Zeugen und Sachverständigen dürfen sich nur mit Genehmigung oder auf Anweisung des Vorsitzenden von der Gerichtsstelle entfernen. [2] Die Staatsanwaltschaft und der Angeklagte sind vorher zu hören.

§ 250. [Grundsatz der persönlichen Vernehmung] [1] Beruht der Beweis einer Tatsache auf der Wahrnehmung einer Person, so ist diese in der Hauptverhandlung zu vernehmen. [2] Die Vernehmung darf nicht durch Verlesung des über eine frühere Vernehmung aufgenommenen Protokolls oder einer schriftlichen Erklärung ersetzt werden.

§ 256. [Verlesung von Behörden- und Ärzteerklärungen] 1. Die ein Zeugnis oder ein Gutachten enthaltenden Erklärungen öffentlicher Behörden mit Ausschluß von Leumundszeugnissen sowie ärztliche Atteste über Körperverletzungen, die nicht zu den schweren gehören, können verlesen werden.

2. Ist das Gutachten einer kollegialen Fachbehörde eingeholt worden, so kann das Gericht die Behörde ersuchen, eines ihrer Mitglieder mit der Vertretung des Gutachtens in der Hauptverhandlung zu beauftragen und dem Gericht zu bezeichnen.

§ 338. [Absolute Revisionsgründe] Ein Urteil ist stets als auf einer Verletzung des Gesetzes beruhend anzusehen,

1. wenn das erkennende Gericht nicht vorschriftsmäßig besetzt war;

2. wenn bei dem Urteil ein Richter oder Schöffe mit gewirkt hat, der von der Ausübung des Richters kraft Gesetzes ausgeschlossen war;

3. wenn bei dem Urteil ein Richter oder Schöffe mitgewirkt hat, nachdem er wegen Besorgnis der Befangenheit abgelehnt war und das Ablehnungsgesuch entweder für begründet erklärt war oder mit Unrecht verworfen worden ist;

4. wenn das Gericht seine Zuständigkeit mit Unrecht angenommen hat;

5. wenn die Hauptverhandlung in Abwesenheit der Staatsanwaltschaft oder einer Person, deren Anwesenheit das Gesetz vorschreibt, stattgefunden hat;

6. wenn das Urteil auf Grund einer mündlichen Verhandlung ergangen ist, bei der die Vorschriften über die Öffentlichkeit des Verfahrens verletzt sind;

7. wenn das Urteil keine Entscheidungsgründe enthält;

8. wenn die Verteidigung in einem für die Entscheidung wesentlichen Punkt durch einen Beschluß des Gerichts unzulässig beschränkt worden ist.

§ 386. [Ladung von Zeugen und Sachverständigen] 1. Der Vorsitzende des Gerichts bestimmt, welche Personen als Zeugen oder Sachverständige zur Hauptverhandlung geladen werden sollen.

2. Dem Privatkläger wie dem Angeklagten steht das Recht der unmittelbaren Ladung zu.

§ 397. [Rechte des Nebenklägers] 1. Der Nebenkläger hat nach erfolgtem Anschluß die Rechte des Privatklägers.

2. [1] Wird die Verfolgung nach § 154a beschränkt, so berührt dies nicht das Recht, sich der erhobenen öffentlichen Klage als Nebenkläger anzuschließen. [2] Wird der Nebenkläger zum

Verfahren zugelassen, so entfällt eine Beschränkung nach § 154a Abs. 1 oder 2, soweit sie die Nebenklage betrifft.

§ 429c. [Hauptverhandlung ohne Beschuldigten] 1. Ist im Sicherungsverfahren das Erscheinen des Beschuldigten vor Gericht wegen eines Zustandes unmöglich oder aus Gründen der öffentlichen Sicherheit oder Ordnung unangebracht, so kann das Gericht die Hauptverhandlung durchführen, ohne daß der Beschuldigte zugegen ist.

2. [1] In diesem Falle ist der Beschuldigte vor der Hauptverhandlung durch einen beauftragten Richter unter Zuziehung eines Sachverständigen zu vernehmen. [2] Von dem Vernehmungstermin sind die Staatsanwaltschaft, der Beschuldigte, der Verteidiger und der gesetzliche Vertreter zu benachrichtigen. [3] Ihrer Anwesenheit bei der Vernehmung bedarf es nicht.

3. Fordert es die Rücksicht auf den Zustand des Beschuldigten oder ist eine ordnungsgemäße Durchführung der Hauptverhandlung sonst nicht möglich, so kann das Gericht im Sicherungsverfahren nach der Vernehmung des Beschuldigten zur Sache die Hauptverhandlung durchführen, auch wenn der Beschuldigte nicht oder nur zeitweise zugegen ist.

4. [1] Soweit eine Hauptverhandlung ohne den Beschuldigten stattfindet, können seine früheren Erklärungen, die in einem richterlichen Protokoll enthalten sind, verlesen werden. [2] Das Protokoll über die Vorvernehmung nach Absatz 2 Satz 1 ist zu verlesen.

ZPO (Zivilprozeßordnung)

§ 41. [Ausschließung von der Ausübung des Richteramtes] Ein Richter ist von der Ausübung des Richteramtes kraft Gesetzes ausgeschlossen:

1. in Sachen, in denen er selbst Partei ist oder bei denen er zu einer Partei in dem Verhältnis eines Mitberechtigten, Mitverpflichteten oder Regreßpflichtigen steht;

2. in Sachen seines Ehegatten, auch wenn die Ehe nicht mehr besteht;

3. in Sachen einer Person, mit der er in gerader Linie verwandt, verschwägert oder durch Adoption verbunden, in der Seitenlinie bis zum dritten Grade verwandt oder bis zum zweiten Grade verschwägert ist, auch wenn die Ehe, durch welche die Schwägerschaft begründet ist, nicht mehr besteht;

4. in Sachen, in denen er als Prozeßbevollmächtigter oder Beistand einer Partei bestellt oder als gesetzlicher Vertreter einer Partei aufzutreten berechtigt ist oder gewesen ist;

5. in Sachen, in denen er als Zeuge oder Sachverständiger vernommen ist;

6. in Sachen, in denen er in einem früheren Rechtszuge oder im schiedsrichterlichen Verfahren bei dem Erlaß der angefochtenen Entscheidung mitgewirkt hat, sofern es sich nicht um die Tätigkeit eines beauftragten oder ersuchten Richters handelt.

§ 42. [Ablehnung des Richters] 1. Ein Richter kann sowohl in den Fällen, in denen er von der Ausübung des Richteramts kraft Gesetzes ausgeschlossen ist, als auch wegen Besorgnis der Befangenheit abgelehnt werden.

2. Wegen Besorgnis der Befangenheit findet eine Ablehnung statt, wenn ein Grund vorliegt, der geeignet ist, Mißtrauen gegen die Unparteilichkeit eines Richters zu rechtfertigen.

3. Das Ablehnungsrecht steht in jedem Falle beiden Parteien zu.

§ 139. [Richterliche Aufklärungspflicht] 1. [1] Der Vorsitzende hat dahin zu wirken, daß die Parteien über alle erheblichen Tatsachen sich vollständig erklären und die sachdienlichen Anträge stellen, insbesondere auch ungenügende Angaben der geltend gemachten Tatsachen ergänzen und die Beweismittel bezeichnen. [2] Er hat zu diesem Zwecke, soweit erforderlich, das Sach- und Streitverhältnis mit den Parteien nach der tatsächlichen und der rechtlichen Seite zu erörtern und Fragen zu stellen.

2. Der Vorsitzende hat auf die Bedenken aufmerksam zu machen, die in Ansehung der von Amts wegen zu berücksichtigenden Punkte obwalten.

3. Er hat jedem Mitglied des Gerichts auf Verlangen zu gestatten, Fragen zu stellen.

§ 372a. [Untersuchungen zur Feststellung der Abstammung] 1. Soweit es in den Fällen der §§ 1591 und 1600o des Bürgerlichen Gesetzbuches oder in anderen Fällen zur Feststellung der Abstammung erforderlich ist, hat jede Person Untersuchungen, insbesondere die Entnahme von Blutproben zum Zwecke der Blutgruppenuntersuchung, zu dulden, soweit die Untersuchung nach den anerkannten Grundsätzen der Wissenschaft eine Aufklärung des Sachverhalts verspricht und dem zu Untersuchenden nach der Art der Untersuchung, nach den Folgen ihres Ergebnisses für ihn oder einen der im § 383 Abs. 1 Nr. 1 bis 3 bezeichneten Angehörigen und ohne Nachteil für seine Gesundheit zugemutet werden kann.

2. [1] Die Vorschriften der §§ 386 bis 390 sind entsprechend anzuwenden. [2] Bei wiederholter unberechtigter Verweigerung der Untersuchung kann auch unmittelbarer Zwang angewendet, insbesondere die zwangsweise Vorführung zum Zwecke der Untersuchung angeordnet werden.

§ 380. [Folgen des Ausbleibens des Zeugen] 1. Einem ordnungsgemäß geladenen Zeugen, der nicht erscheint, werden, ohne daß es eines Antrages bedarf, die durch das Ausbleiben verursachten Kosten auferlegt. Zugleich wird gegen ihn ein Ordnungsgeld und für den Fall, daß dieses nicht beigetrieben werden kann, Ordnungshaft festgesetzt.

2. Im Falle wiederholten Ausbleiben wird das Ordnungsmittel noch einmal festgesetzt; auch kann die zwangsweise Vorführung des Zeugen angeordnet werden.

3. Gegen diese Beschlüsse findet die Beschwerde statt.

§ 383. [Zeugnisverweigerung aus persönlichen Gründen] 1. Zur Verweigerung des Zeugnisses sind berechtigt:

(1) der Verlobte einer Partei;

(2) der Ehegatte einer Partei, auch wenn die Ehe nicht mehr besteht;

(3) diejenigen, die mit einer Partei in gerader Linie verwandt, verschwägert oder durch Adoption verbunden oder in der Seitenlinie bis zum dritten Grade verwandt oder bis zum zweiten Grade verschwägert sind, auch wenn die Ehe, durch welche die Schwägerschaft begründet ist, nicht mehr besteht;

(4) Geistliche in Anschauung desjenigen, was ihnen bei der Ausübung der Seelsorge anvertraut ist;

(5) Personen, die kraft ihres Amtes, Standes oder Gewerbes Tatsachen anvertraut sind, deren Geheimhaltung durch ihre Natur oder durch gesetzliche Vorschrift geboten ist, in betreff der Tatsachen, auf welche die Verpflichtung zur Verschwiegenheit sich bezieht.[*]

2. Die unter Nummern 1 bis 3 bezeichneten Personen sind vor der Vernehmung über ihr Recht zur Verweigerung des Zeugnisses zu belehren.

3. Die Vernehmung der unter Nummer 4, 5 bezeichneten Personen ist, auch wenn das Zeugnis nicht verweigert wird, auf Tatsachen nicht zu richten, in Ansehung welcher erhellt, daß ohne Verletzung der Verpflichtung zur Verschwiegenheit ein Zeugnis nicht abgelegt werden kann.

§ 390. [Zeugniszwang] 1. Wird das Zeugnis oder die Eidesleistung ohne Angabe eines Grundes oder aus einem rechtskräftig für unerheblichen erklärten Grund verweigert, so werden dem Zeugen, ohne daß es eines Antrages bedarf, die durch die Weigerung verursachten Kosten auferlegt. Zugleich wird gegen ihn ein Ordnungsgeld und für den Fall, daß dieses nicht beigetrieben werden kann, Ordnungshaft festgesetzt.

2. [1] Im Falle wiederholter Weigerung ist auf Antrag zur Erzwingung des Zeugnisses die Haft anzuordnen, jedoch nicht über den Zeitpunkt der Beendigung des Prozesses in dem Rechtszuge hinaus. [2] Die Vorschriften über die Haft im Zwangsvollstreckungsverfahren gelten entsprechend.

3. Gegen die Beschlüsse findet die Beschwerde statt.

§ 391. [Beeidung] Ein Zeuge ist, vorbehaltlich der sich aus § 393 ergebenden Ausnahmen, zu beeidigen, wenn das Gericht dies mit Rücksicht auf die Bedeutung der Aussage oder zur

---

[*] Ferner die Mitglieder des Deutschen Bundestages sowie der Landtage nach § 47 GG und den entspr. Bestimmungen der Landesverfassungen.

Herbeiführung einer wahrheitsgemäßen Aussage für geboten erachtet und die Parteien auf die Beeidigung nicht verzichten.

§ 402. [Anwendbarkeiet der Vorschriften und Zeugen] Für den Beweis durch Sachverständige gelten die Vorschriften über den Beweis durch Zeugen entsprechend, insoweit nicht in den nachfolgenden Paragraphen abweichende Vorschriften enthalten sind.

§ 404. [Auswahl] 1. [1] Die Auswahl der zuzuziehenden Sachverständigen und die Bestimmung ihrer Anzahl erfolgt durch das Prozeßgericht. [2] Es kann sich auf die Ernennung eines einzelnen Sachverständigen beschränken. [3] An Stelle der zuerst genannten Sachverständigen kann es andere ernennen.

2. Sind für gewisse Arten von Gutachten Sachverständige öffentlich bestellt, so sollen andere Personen nur dann gewählt werden, wenn besondere Umstände es erfordern.

3. Das Gericht kann die Parteien auffordern, Personen zu bezeichnen, die geeignet sind, als Sachverständige vernommen zu werden.

4. Einigen sich die Parteien über bestimmte Personen als Sachverständige, so hat das Gericht dieser Einigung Folge zu geben; das Gericht kann jedoch die Wahl der Parteien auf eine bestimmte Anzahl beschränken.

§ 406. [Ablehnung des Sachverständigen] 1. [1] Ein Sachverständiger kann aus denselben Gründen, die zur Ablehnung eines Richters berechtigen, abgelehnt werden. [2] Ein Ablehnungsgrund kann jedoch nicht daraus entnommen werden, daß der Sachverständige als Zeuge vernommen worden ist.

§ 407. [Pflicht zur Erstattung des Gutachtens] 1. Der zum Sachverständigen Ernannte hat der Ernennung Folge zu leisten, wenn er zur Erstattung von Gutachten der erforderten Art öffentlich bestellt ist oder wenn er die Wissenschaft, die Kunst oder das Gewerbe, deren Kenntnis Voraussetzung der Begutachtung ist, öffentlich zum Erwerb ausübt oder wenn er zur Ausübung derselben öffentlich bestellt oder ermächtigt ist.

2. Zur Erstattung des Gutachtens ist auch derjenige verpflichtet, der sich hierzu vor Gericht bereit erklärt hat.

§ 408. [Gutachtenverweigerungsrecht] 1. [1] Dieselben Gründe, die einen Zeugen berechtigen, das Zeugnis zu verweigern, berechtigen einen Sachverständigen zur Verweigerung des Gutachtens. [2] Das Gericht kann auch aus anderen Gründen einen Sachverständigen von der Verpflichtung zur Erstattung des Gutachtens entbinden.

2. [1] Für die Vernehmung eines Richters, Beamten oder einer anderen Person des öffentlichen Dienstes als Sachverständigen gelten die besonderen beamtenrechtlichen Vorschriften. [2] Für die Mitglieder der Bundes- oder einer Landesregierung gelten die für sie maßgebenden besonderen Vorschriften.

3. Wer bei einer richterlichen Entscheidung mitgewirkt hat, soll über Fragen, die den Gegenstand der Entscheidung gebildet haben, nicht als Sachverständiger vernommen werden.

§ 409. [Folgen des Ausbleibens oder der Weigerung] 1. Im Falle des Nichterscheinens oder der Weigerung eines zur Erstattung des Gutachtens verpflichteten Sachverständigen werden diesem die dadurch verursachten Kosten auferlegt. Zugleich wird gegen ihn ein Ordnungsgeld festgesetzt. Im Falle wiederholten Ungehorsams kann das Ordnungsgeld noch einmal festgesetzt werden.

2. Gegen den Beschluß findet Beschwerde statt.

§ 410. [Beeidigung] 1. [1] Der Sachverständige wird vor oder nach Erstattung des Gutachtens beeidigt. [2] Die Eidesnorm geht dahin, daß der Sachverständige das von ihm geforderte Gutachten unparteiisch und nach bestem Wissen und Gewissen erstatten werde oder erstattet habe.

2. Ist der Sachverständige für die Erstattung von Gutachten der betreffenden Art im allgemeinen beeidigt, so genügt die Berufung auf den geleisteten Eid; sie kann auch in einem schriftlichen Gutachten erklärt werden.

§ 617. [Beschränkung des Verhandlungsgrundsatzes] Die Vorschriften über die Wirkung eines Anerkenntnisses, über die Folgen der unterbliebenen oder verweigerten Erklärung über

Tatsachen oder über die Echtheit von Urkunden, die Vorschriften über den Verzicht der Partei auf die Beeidigung der Gegenpartei oder von Zeugen und Sachverständigen und die Vorschriften über die Wirkung eines gerichtlichen Geständnisses sind nicht anzuwenden.

§ 623. [Sachverständigengutachten] [1] Auf Scheidung wegen eines in den §§ 44 bis 46 des Ehegesetzes genannten Scheidungsgrundes soll erst erkannt werden, wenn das Gericht das Gutachten eines ärztlichen Sachverständigen eingeholt hat. [2] Das Gericht kann die ärztliche Untersuchung eines Ehegatten anordnen, wenn dies zur Vorbereitung des Gutachtens erforderlich ist. [3] Weigert sich der Ehegatte ohne triftigen Grund, sich der Untersuchung zu unterziehen, so ist § 619 Abs. 3 entsprechend anzuwenden.

§ 640. [Kindschaftssachen] 1. In Kindschaftssachen sind die Vorschriften der §§ 513, 617, 618, 619, des § 622 Abs. 1 und der §§ 625, 626, 628 und 635 entsprechend anzuwenden.

2. Kindschaftssachen sind Rechtsstreitigkeiten, welche zum Gegenstand haben

(1) die Feststellung des Bestehens oder Nichtbestehens eines Eltern-Kindes-Verhältnisses zwischen den Parteien; hierunter fällt auch die Feststellung der Wirksamkeit oder Unwirksamkeit einer Anerkennung der Vaterschaft,

(2) die Anfechtung der Ehelichkeit eines Kindes,

(3) die Anfechtung der Anerkennung der Vaterschaft oder

(4) die Feststellung des Bestehens oder Nichtbestehens der elterlichen Gewalt der einen Partei über die andere.

§ 654. [Persönliche Vernehmung des zu Entmündigenden] 1. [1] Der zu Entmündigende ist persönlich unter Zuziehung eines oder mehrerer Sachverständiger zu vernehmen. [2] Zu diesem Zwecke kann die Vorführung des zu Entmündigenden angeordnet werden.

2. Die Vernehmung kann auch durch einen ersuchten Richter erfolgen.

3. Die Vernehmung darf nur unterbleiben, wenn sie mit besonderen Schwierigkeiten verbunden oder nicht ohne Nachteil für den Gesundheitszustand des Entmündigenden ausführbar ist.

§ 655. [Sachverständigengutachten] Die Entmündigung darf nicht ausgesprochen werden, bevor das Gericht einen oder mehrere Sachverständige über den Geisteszustand des zu Entmündigenden gehört hat.

§ 656. [Unterbringung zur Beobachtung] 1. [1] Mit Zustimmung des Antragstellers kann das Gericht anordnen, daß der zu Entmündigende auf die Dauer von höchstens sechs Wochen in eine Heilanstalt gebracht werde, wenn dies nach ärztlichem Gutachten zur Feststellung des Geisteszustandes geboten erscheint und ohne Nachteil für den Gesundheitszustand des zu Entmündigenden ausführbar ist. [2] Vor der Entscheidung sind die im § 646 bezeichneten Personen soweit tunlich zu hören.

2. Gegen den Beschluß, durch den die Unterbringung angeordnet wird, steht dem zu Entmündigenden, dem Staatsanwalt und binnen der für den zu Entmündigenden laufenden Frist den sonstigen im § 646 bezeichneten Personen die sofortige Beschwerde zu.

§ 670. [Beschränkung des Verhandlungsgrundsatzes) 1. Die Vorschriften der §§ 617, 618, 622 Abs. 1 gelten entsprechend.

2. Die eidliche Parteivernehmung ist ausgeschlossen.

§ 684. [Anfechtungsklage] 1. Der die Entmündigung aussprechende Beschluß kann binnen der Frist eines Monats von dem Entmündigten im Wege der Klage angefochten werden.

2. Die Frist beginnt mit der Zustellung des Beschlusses an den Entmündigten.

3. Die Klage ist gegen denjenigen, der Entmündigung beantragt hatte, falls er aber verstorben oder sein Aufenthalt unbekannt oder im Ausland ist, gegen den Staatsanwalt zu richten.

4. Auf das Verfahren sind die Vorschriften der §§ 665, 667, 669, 670, 672 bis 674 entsprechend anzuwenden.

§ 686. [Wiederaufhebungsklage] 1. Wird der Antrag (§ 685) von dem Amtsgericht abgelehnt, so kann die Wiederaufhebung im Wege der Klage beantragt werden.

2. [1] Zur Erhebung der Klage ist derjenige gesetzliche Vertreter des Entmündigten befugt, dem die Sorge für die Person zusteht. [2] Will dieser die Klage nicht erheben, so kann der Vorsitzende des Prozeßgerichts dem Entmündigten einen Rechtsanwalt als Vertreter beiordnen.

3. Die Klage ist gegen denjenigen, der die Entmündung beantragt hatte, falls er aber verstorben oder sein Aufenthalt unbekannt oder im Ausland ist, gegen den Staatsanwalt zu richten.

4. Auf das Verfahren sind die Vorschriften der §§ 665, 667, 669, 670, 672 bis 674 entsprechend anzuwenden.

GVG (Gerichtsverfassungsgesetz)

§ 169. [Öffentlichkeit] [1] Die Verhandlung vor dem erkennenden Gericht einschließlich der Verkündung der Urteile und Beschlüsse ist öffentlich. [2] Ton- und Fernseh-Rundfunkaufnahmen sowie Ton- und Filmaufnahmen zum Zwecke der öffentlichen Vorführung oder Veröffentlichung ihres Inhalts sind unzulässig.

§ 170. [Nichtöffentliche Verhandlung in Ehe- und Kindschaftssachen] Die Verhandlung in Ehe- und Kindschaftssachen ist nicht öffentlich.

§ 171 [Öffentlichkeit in Entmündigungssachen] 1. In dem auf die Klage wegen Anfechtung oder Wiederaufhebung der Entmündung einer Person wegen Geisteskrankheit oder wegen Geistesschwäche eingeleiteten Verfahren (§§ 664, 679 der Zivilprozeßordnung) ist die Öffentlichkeit während der Vernehmung des Entmündigten auszuschließen, auch kann auf Antrag einer der Parteien die Öffentlichkeit der Verhandlung überhaupt ausgeschlossen werden.

2. Das Verfahren wegen Entmündigung oder Wiederaufhebung der Entmündigung (§§ 645 bis 663, 675 bis 678 der Zivilprozeßordnung) ist nicht öffentlich.

§ 171a. [Ausschluß der Öffentlichkeit in Unterbringungssachen] Die Öffentlichkeit kann für einen Teil davon ausgeschlossen werden, wenn das Verfahren die Unterbringung des Beschuldigten in einem psychiatrischen Krankenhaus oder einer Entziehungsanstalt, allein oder neben einer Strafe, zum Gegenstand hat.

§ 172. [Ausschluß der Öffentlichkeit wegen Gefährdung] Das Gericht kann für die Verhandlung oder für einen Teil davon die Öffentlichkeit ausschließen, wenn

1. eine Gefährdung der Staatssicherheit, der öffentlichen Ordnung oder der Sittlichkeit zu besorgen ist,

2. Umstände aus dem persönlichen Lebensbereich eines Prozeßbeteiligten oder Zeugen oder ein wichtiges Geschäfts-, Betriebs-, Erfindungs- oder Steuergeheimnis zur Sprache kommen, durch deren öffentliche Erörterung überwiegende schutzwürdige Interessen verletzt würden,

3. ein privates Geheimnis erörtert wird, dessen unbefugte Offenbarung durch den Zeugen oder Sachverständigen mit Strafe bedroht ist,

4. eine Person unter sechszehn Jahren vernommen wird.

§ 174. [Verhandlung über Ausschließung der Öffentlichkeit; Schweigepflicht] 1. [1] Über die Ausschließung der Öffentlichkeit ist in nichtöffentlicher Sitzung zu verhandeln, wenn ein Beteiligter es beantragt oder das Gericht es für angemessen erachtet. [2] Der Beschluß, der die Öffentlichkeit ausschließt, muß öffentlich verkündet werden. [3] Bei der Verkündigung ist in den Fällen der §§ 172, 173 anzugeben, aus welchem Grund die Öffentlichkeit ausgeschlossen worden ist.

2. Soweit die Öffentlichkeit wegen Gefährdung der Staatssicherheit ausgeschlossen wird, dürfen Presse, Rundfunk und Fernsehen keine Berichte über die Verhandlung und den Inhalt eines die Sache betreffenden amtlichen Schriftstücks veröffentlichen.

3. [1] Ist die Öffentlichkeit wegen Gefährdung der Staatssicherheit oder aus den in § 172 Nr. 2 und 3 bezeichneten Gründen ausgeschlossen, so kann das Gericht den anwesenden

Personen die Geheimhaltung von Tatsachen, die durch die Verhandlung oder durch ein die
Sache betreffendes amtliches Schriftstück zu ihrer Kenntnis gelangen, zur Pflicht machen.
²Der Beschluß ist in das Sitzungsprotokoll aufzunehmen. ³Er ist anfechtbar. ⁴Die Beschwerde hat keine aufschiebende Wirkung.

StGB (Strafgesetzbuch)

§ 51. a. F. [Zurechnungsfähigkeit; verminderte Zurechnungsfähigkeit] 1. Eine strafbare Handlung ist nicht vorhanden, wenn der Täter zur Zeit der Tat wegen Bewußtseinsstörung, wegen
krankhafter Störung der Geistestätigkeit oder wegen Geistesschwäche unfähig ist, das Unerlaubte der Tat einzusehen oder nach dieser Einsicht zu handeln.

2. War die Fähigkeit, das Unerlaubte der Tat einzusehen oder nach dieser Einsicht zu
handeln, zur Zeit der Tat aus einem dieser Gründe erheblich verhindert, so kann die Strafe
nach den Vorschriften über die Bestrafung des Versuchs gemildert werden.

§ 20. n. F. [Schuldunfähigkeit wegen seelischer Störungen] Ohne Schuld handelt, wer bei
Begehung der Tat wegen einer krankhaften seelischen Störung, wegen einer tiefgreifenden
Bewußtseinsstörung oder wegen Schwachsinns oder einer schweren anderen seelischen Abartig-
keit unfähig ist, das Unrecht der Tat einzusehen oder nach dieser Einsicht zu handeln.

§ 21. n. F. [Verminderte Schuldfähigkeit] Ist die Fähigkeit des Täters, das Unrecht der Tat einzusehen oder nach dieser Einsicht zu handeln, aus einem der in § 20 bezeichneten Gründe
bei Begehung der Tat erheblich vermindert, so kann die Strafe nach § 49 Abs. 1 gemildert
werden.

§ 226a. [Einwilligung des Verletzten] Wer eine Körperverletzung mit Einwilligung des
Verletzten vornimmt, handelt nur dann rechtswidrig, wenn die Tat trotz der Einwilligung
gegen die guten Sitten verstößt.

§ 278. [Ausstellen unrichtiger Gesundheitszeugnisse] Ärzte und andere approbierte Medi-
zinalpersonen, welche ein unrichtiges Zeugnis über den Gesundheitszustand eines Menschen
zum Gebrauch bei einer Behörde oder Versicherungsgesellschaft wider besseres Wissen aus-
stellen, werden mit Freiheitsstrafe bis zu zwei Jahren oder mit Geldstrafe bestraft.

§ 298. a. F. [Abhörverbgt] 1. Mit Freiheitsstrafe bis zu sechs Monaten und mit Geldstrafe oder
mit einer dieser Strafen wird bestraft, wer unbefugt
(1) das nichtöffentlich gesprochene Wort eines anderen auf einen Tonträger aufnimmt oder
(2) eine so hergestellte Aufnahme gebraucht oder einem Dritten zugänglich macht.

2. Ebenso wird bestraft, wer das nicht zu seiner Kennis bestimmte nichtöffentlich gesprochene Wort eines anderen unbefugt mit einem Abhörgerät abhört.

3. Der Versuch ist strafbar.

4. ¹In besonders schweren Fällen ist die Strafe Freiheitsstrafe bis zu fünf Jahren. ²Daneben
kann auf Geldstrafe erkannt werden. ³Ein besonders schwerer Fall geht in der Regel vor, wenn
der Täter gegen Entgelt oder in der Absicht handelt, sich oder einem Dritten einen rechtswidrigen Vermögensvorteil zu verschaffen oder jemandem einen Nachteil zuzufügen.

5. ¹Die Tonträger und Abhörgeräte, die der Täter oder Teilnehmer verwendet hat,
können eingezogen werden. ²§ 40a ist anzuwenden.

6. ¹Die Tat wird nur auf Antrag verfolgt. ²Die Zurücknahme des Antrags ist zulässig.

§ 300. a. F. [Verletzung des Berufsgeheimnisses] 1. Wer unbefugt ein fremdes Geheimnis
offenbart, das ihm in seiner Eigenschaft

(1) als Arzt, Zahnarzt, Apotheker oder Angehöriger eines anderen Heilberufs, der eine
staatlich geregelte Ausbildung erfordert,

(2) als Rechtsanwalt, Patentanwalt, Notar, Verteidiger in Strafsachen, Wirtschaftsprüfer, vereidigter Buchprüfer (vereidigter Bücherrevisor) oder Steuerberater
anvertraut worden oder bekannt geworden ist, wird mit Freiheitsstrafe bis zu sechs Monaten
und mit Geldstrafe oder mit einer dieser Strafen bestraft.

2. [1] Den in Absatz 1 Genannten stehen ihre berufsmäßig tätigen Gehilfen und die Personen gleich, die zur Vorbereitung auf den Beruf an der berufsmäßigen Tätigkeit teilnehmen. [2] Dasselbe gilt für denjenigen, der nach dem Tode des zur Wahrung des Geheimnisses nach Absatz 1 Verpflichteten das von dem Verstorbenen oder aus dessen Nachlaß erlangte Geheimnis unbefugt veröffentlicht.

3. [1] Handelt der Täter gegen Entgelt oder in der Absicht, sich oder einem Dritten einen rechtswidrigen Vermögensvorteil zu verschaffen oder jemandem einen Nachteil zuzufügen, so ist die Strafe Freiheitsstrafe bis zu fünf Jahren. Daneben kann auf Geldstrafe erkannt werden.

4. Die Verfolgung tritt nur auf Antrag ein.

§ 201. n. F. [Verletzung der Vertraulichkeit des Wortes] 1. Mit Freiheitsstrafe bis zu drei Jahren oder mit Geldstrafe wird bestraft, wer unbefugt

(1) das nichtöffentlich gesprochene Wort eines anderen auf einen Tonträger aufnimmt oder

(2) eine so hergestellte Aufnahme gebraucht oder einem Dritten zugänglich macht.

2. Ebenso wird bestraft, wer unbefugt das nicht zu seiner Kenntnis bestimmte nichtöffentlich gesprochene Wort eines anderen mit einem Abhörgerät abhört.

3. Mit Freiheitsstrafe bis zu fünf Jahren oder mit Geldstrafe wird bestraft, wer als Amtsträger oder als für den öffentlichen Dienst besonders Verpflichteter die Vertraulichkeit des Wortes verletzt (Absätze 1, 2).

4. Der Versuch ist strafbar.

5. Die Tonträger und Abhörgeräte, die der Täter oder Teilnehmer verwendet hat, können eingezogen werden. § 74a ist anzuwenden.

§ 203. n. F. [Verletzung von Privatgeheimnissen] 1. Wer unbefugt ein fremdes Geheimnis, namentlich ein zum persönlichen Lebensbereich gehörendes Geheimnis oder ein Betriebs- oder Geschäftsgeheimnis, offenbart, das ihm als

(1) Arzt, Zahnarzt, Tierarzt, Apotheker oder Angehörigen eines anderen Heilberufs, der für die Berufsausübung oder die Führung der Berufsbezeichnung eine staatlich geregelte Ausbildung erfordert,

(2) Berufspsychologen mit staatlich anerkannter wissenschaftlicher Abschlußprüfung,

(3) Rechtsanwalt, Patentanwalt, Notar, Verteidiger in einem gesetzlich geordneten Verfahren, Wirtschaftsprüfer, vereidigtem Buchprüfer, Steuerberater, Steuerbevollmächtigten oder Organ oder Mitglied eines Organs einer Wirtschaftsprüfung-, Buchprüfungs oder Steuerberatungsgesellschaft,

(4) Ehe-, Erziehungs- oder Jugendberater sowie Berater für Suchtfragen in einer Beratungsstelle, die von einer Behörde oder Körperschaft, Anstalt oder Stiftung des öffentlichen Rechts anerkannt ist,

(5) staatlich anerkanntem Sozialarbeiter oder staatlich anerkanntem Sozialpädagogen oder

(6) Angehörigen eines Unternehmens der privaten Kranken-, Unfall- und Lebensversicherung oder einer privatärztlichen Verrechnungsstelle

anvertraut worden oder sonst bekanntgeworden ist, wird mit Freiheitsstrafe bis zu einem Jahr oder mit Geldstrafe bestraft.

2. Ebenso wird bestraft, wer unbefugt ein fremdes Geheimnis, namentlich ein zum persönlichen Lebensbereich gehörendes Geheimnis oder ein Betriebs- oder Geschäftsgeheimnis, offenbart, das ihm als

(1) Amtsträger,

(2) für den öffentlichen Dienst besonders Verpflichteten,

(3) Person, die Aufgaben oder Befugnisse nach dem Personalvertretungsrecht wahrnimmt,

(4) Mitglied eines für ein Gesetzgebungsorgan des Bundes oder eines Landes tätigen Untersuchungsausschusses, sonstigen Ausschusses oder Rates, das nicht selbst Mitglied des Gesetzgebungsorgans ist, oder als Hilfskraft eines solchen Ausschusses oder Rates oder

(5) öffentlich bestelltem Sachverständigen, der auf die gewissenhafte Erfüllung seiner Obliegenheiten auf Grund eines Gesetzes förmlich verpflichtet worden ist,

anvertraut worden oder sonst bekanntgeworden ist. Einem Geheimnis im Sinne des Satzes 1 stehen Einzelangaben über persönliche oder sachliche Verhältnisse eines anderen gleich, die für Aufgaben der öffentlichen Verwaltung erfaßt worden sind;

Satz 1 ist jedoch nicht anzuwenden, soweit solche Einzelangaben anderen Behörden oder sonstigen Stellen für Aufgaben der öffentlichen Verwaltung bekanntgegeben werden und das Gesetz dies nicht untersagt.

3. Den in Absatz 1 Genannten stehen ihre berufsmäßig tätigen Gehilfen und die Personen gleich, die bei ihnen zur Vorbereitung auf den Beruf tätig sind. Den in Absatz 1 und den in Satz 1 Genannten steht nach dem Tode des zur Wahrung des Geheimnisses Verpflichteten ferner gleich, wer das Geheimnis von dem Verstorbenen oder aus dessen Nachlaß erlangt hat.

4. Die Absätze 1 bis 3 sind auch anzuwenden, wenn der Täter das fremde Geheimnis nach dem Tode des Betroffenen unbefugt offenbart.

5. Handelt der Täter gegen Entgelt oder in der Absicht, sich oder einen anderen zu bereichern oder einen anderen zu schädigen, so ist die Strafe Freiheitsstrafe bis zu zwei Jahren oder Geldstrafe.

§ 205. n. F. [Strafantrag] 1. In den Fällen des § 201 Abs. 1 und 2 und der §§ 202 bis 204 wird die Tat nur auf Antrag verfolgt.

2. Stirbt der Verletzte, so geht das Antragsrecht nach § 77 Abs. 2 auf die Angehörigen über. Gehört das Geheimnis nicht zum persönlichen Lebensbereich des Verletzten, so geht das Antragsrecht bei Straftaten nach den §§ 203 und 204 auf die Erben über. Offenbart oder verwertet der Täter in den Fällen der §§ 203 und 204 das Geheimnis nach dem Tode des Betroffenen, so gelten die Sätze 1 und 2 sinngemäß.

JGG (Jugendgerichtsgesetz)

§ 38. [Jugendgerichtshilfe] 1. Die Jugendgerichtshilfe wird von den Jugendämtern im Zusammenwirken mit den Vereinigungen für Jugendhilfe ausgeübt.

2. [1] Die Vertreter der Jugendgerichtshilfe bringen die erzieherischen, sozialen und fürsorgerischen Gesichtspunkte im Verfahren vor den Jugendgerichten zur Geltung. [2] Sie unterstützen zu diesem Zweck die beteiligten Behörden durch Erforschung der Persönlichkeit, der Entwicklung und der Umwelt des Beschuldigten und äußern sich zu den Maßnahmen, die zu ergreifen sind. [3] Soweit nicht ein Bewährungshelfer dazu berufen ist, wachen sie darüber, daß der Jugendliche Weisungen und Auflagen nachkommt. [4] Erhebliche Zuwiderhandlungen teilen sie dem Richter mit. [5] Während der Bewährungszeit arbeiten sie eng mit dem Bewährungshelfer zusammen. [6] Während des Vollzugs bleiben sie mit dem Jugendlichen in Verbindung und nehmen sich seiner Wiedereingliederung in die Gemeinschaft an.

3. [1] Im gesamten Verfahren gegen einen Jugendlichen ist die Jugendgerichtshilfe heranzuziehen. [2] Dies soll so früh wie möglich geschehen. [3] *(gestrichen).* [4] Vor der Erteilung von Weisungen (§ 10) sind die Vertreter der Jugendgerichtshilfe stets zu hören.

§ 48. [Nichtöffentlichkeit] 1. Die Verhandlung vor dem erkennenden Gericht einschließlich der Verkündigung der Entscheidungen ist nicht öffentlich.

2. [1] Neben den am Verfahren Beteiligten ist dem Verletzten, den Beamten der Kriminalpolizei und, falls der Angeklagte der Aufsicht und Leitung eines Bewährungshelfers untersteht oder für ihn ein Erziehungsbeistand bestellt ist, dem Helfer und dem Erziehungsbeistand die Anwesenheit gestattet. [2] Andere Personen kann der Vorsitzende aus besonderen Gründen, namentlich zu Ausbildungszwecken, zulassen.

3. [1] Sind in dem Verfahren auch Heranwachsende oder Erwachsene angeklagt, so ist die Verhandlung öffentlich. [2] Die Öffentlichkeit kann ausgeschlossen werden, wenn dies im Interesse der Erziehung jugendlicher Angeklagter geboten ist.

§ 49. [Vereidigung von Zeugen und Sachverständigen] 1. [1] Im Verfahren vor dem Jugendrichter werden Zeugen nur vereidigt, wenn es der Richter wegen der ausschlaggebenden

Bedeutung der Aussage oder zur Herbeiführung einer wahren Aussage für notwendig hält. [2] Von der Vereidigung von Sachverständigen kann der Jugendrichter in jedem Falle absehen.

2. Sind in dem Verfahren auch Heranwachsende oder Erwachsene angeklagt, so ist Absatz 1 nicht anzuwenden.

§ 73. [Unterbringung zur Beobachtung] 1. [1] Zur Vorbereitung eines Gutachtens über den Entwicklungsstand des Beschuldigten kann der Richter nach Anhören eines Sachverständigen und des Verteidigers anordnen, daß der Beschuldigte in eine zur kriminalbiologischen Untersuchung Jugendlicher geeignete Anstalt gebracht und dort beobachtet wird. [2] Im vorbereitenden Verfahren entscheidet der Richter, der für die Eröffnung des Hauptverfahrens zuständig wäre.

2. [1] Gegen den Beschluß ist sofortige Beschwerde zulässig. [2] Sie hat aufschiebende Wirkung.

3. Die Verwahrung in der Anstalt darf die Dauer von sechs Wochen nicht überschreiten.

BDO (Bundesdisziplinarordnung)

§ 73. 1. Die Hauptverhandlung ist nicht öffentlich. Der Bundesminister des Innern und die von ihm ermächtigten Personen sowie Vorgesetzte des beschuldigten Beamten oder von ihnen beauftragte Beamte können der Verhandlung beiwohnen. Der Vorsitzende kann andere Personen zulassen, wenn ein durch körperliche Gebrechen behinderter Beamter ihrer Hilfe bedarf.

2. Auf Antrag des Beamten ist die Öffentlichkeit herzustellen. §§ 171a bis 174, 175 Abs. 1 und 3 des Gerichtsverfassungsgesetzes gelten entsprechend.

WDO (Wehrdisziplinarordnung)

§ 101. [Grundsatz der Nichtöffentlichkeit] 1. Die Hauptverhandlung ist nicht öffentlich. Disziplinarvorgesetzten und ihren Beauftragten ist die Anwesenheit zu gestatten. Der Vorsitzende der Truppendienstkammer kann weitere Personen zulassen, die ein berechtigtes persönliches oder dienstliches Interesse an dem Gegenstand der Verhandlung haben.

2. Auf Antrag des Soldaten ist die Öffentlichkeit herzustellen. Die §§ 171a bis 174, 175 Abs. 1 und 3 des Gerichtsverfassungsgesetzes gelten entprechend. Das Gericht kann für die Hauptverhandlung oder einen Teil davon die Öffentlichkeit auch dann ausschließen, wenn dies zum Schutz der Bundeswehr oder ihrer Einrichtungen zwingend geboten ist.

BRAO (Bundesrechtsanwaltsordnung)

§ 135. [Nichtöffentliche Hauptverhandlung] 1. [1] Die Hauptverhandlung vor dem Ehrengericht ist nicht öffentlich. [2] Auf Antrag der Staatsanwaltschaft kann, auf Antrag des Rechtsanwalts muß die Öffentlichkeit hergestellt werden; in diesem Fall sind die Vorschriften des Gerichtsverfassungsgesetzes über die Öffentlichkeit sinngemäß anzuwenden.

2. [1] Zu nichtöffentlichen Verhandlungen ist Vertretern der Landesjustizverwaltung, dem Präsidenten des Oberlandesgerichts oder seinem Beauftragten, den Beamten der Staatsanwaltschaft bei dem Oberlandesgericht und den Rechtsanwälten im Bereich der Rechtsanwaltkammer der Zutritt gestattet. [2] Das Ehrengericht kann nach Anhörung der Beteiligten auch andere Personen als Zuhörer zulassen.

BGB (Bürgerliches Gesetzbuch)

§ 6. [Entmündigung] 1. Entmündigt kann werden:

(1) wer infolge von Geisteskrankheit oder von Geistesschwäche seine Angelegenheiten nicht zu besorgen vermag;

(2) wer durch Verschwendung sich oder seine Familie der Gefahr des Notstandes aussetzt;

(3) wer infolge von Trunksucht seine Angelegenheiten nicht besorgen vermag oder sich oder seine Familie der Gefahr des Notstandes aussetzt oder die Sicherheit anderer gefährdet.

2. Die Entmündigung ist wieder aufzuheben, wenn der Grund der Entmündigung wegfällt.

§ 104. [Geschäftsunfähigkeit] Geschäftsunfähig ist:

1. wer nicht das siebente Lebensjahr vollendet hat;

2. wer sich in einem die freie Willensbestimmung ausschließenden Zustande krankhafter Störung der Geistestätigkeit befindet, sofern nicht der Zustand seiner Natur nach ein vorübergehender ist;

3. wer wegen Geisteskrankheit entmündig ist.

§ 105. [Nichtigkeit der Willenserklärung] 1. Die Willenserklärung eines Geschäftsunfähigen ist nichtig.

2. Nichtig ist auch eine Willenserklärung, die im Zustande der Bewußtlosigkeit oder vorübergehender Störung der Geistestätigkeit abgegeben wird.

§ 114. [Beschränkte Geschäftsfähigkeit Entmündigter] Wer wegen Geistesschwäche, wegen Verschwendung oder wegen Trunksucht entmündigt oder wer nach § 1906 unter vorläufige Vormundschaft gestellt ist, steht in Ansehung der Geschäftsfähigkeit einem Minderjährigen gleich, der das siebente Lebensjahr vollendet hat.

FGG (Gesetz über Angelegenheiten der freiwilligen Gerichtsbarkeit)

§ 15. [Beweisaufnahme; Glaubhaftmachung] 1. [1] Die Vorschriften der Zivilprozeßordnung über den Beweis durch Augenschein, über den Zeugenbeweis, über den Beweis durch Sachverständige und über das Verfahren bei der Abnahme von Eiden finden entsprechende Anwendung. [2] Über die Beeidung eines Zeugen oder Sachverständigen entscheidet jedoch, unbeschadet der §§ 393, 402 der Zivilprozeßordnung, das Ermessen des Gerichts.

SGG (Sozialgerichtsgesetz)

§ 109 [Gutachtliche Anhörung eines bestimmten Arztes] 1. Auf Antrag des Versicherten, des Versorgungsberechtigten oder Hinterbliebenen muß ein bestimmter Arzt gutachtlich gehört werden. Die Anhörung kann davon abhängig gemacht werden, daß der Antragsteller die Kosten vorschießt und vorbehaltlich einer anderen Entscheidung des Gerichts endgültig trägt.

§ 202. [Hilfsweise Geltung von GVG und ZPO]. Soweit dieses Gesetz keine Bestimmungen über das Verfahren enthält, sind das Gerichtsverfassungsgesetz und die Zivilprozeßordnung entsprechend anzuwenden, wenn die grundsätzlichen Unterschiede der beiden Verfahrensarten dies nicht ausschließen.

ArbGG (Arbeitsgerichtsgesetz)

§ 58. 2. [1] Zeugen und Sachverständige werden nur beeidigt, wenn die Kammer dies im Hinblick auf die Bedeutung des Zeugnisses für die Entscheidung des Rechtsstreits für notwendig erachtet. [2] In den Fällen des § 377 Abs. 3 und 4 der Zivilprozeßordnung ist die eidesstattliche Versicherung nur erforderlich, wenn die Kammer sie aus dem gleichen Grunde für notwendig hält.

EGStGB (Einführungsgesetz zum Strafgesetzbuch)

Artikel 6 [Mindest- und Höchstmaß von Ordnungs- und Zwangsmitteln] 1. Droht das Bundesgesetz Ordnungsgeld oder Zwangsgeld an, ohne dessen Mindest- oder Höchstmaß zu bestimmen, so beträgt das Mindestmaß fünf, das Höchstmaß tausend Deutsche Mark. Droht das Bundesgesetz Ordnungsgeld an, so gilt Satz 1 entprechend.

2. Droht das Gesetz Ordnungshaft an, ohne das Mindest- oder Höchstmaß zu bestimmen, so beträgt das Mindestmaß einen Tag, das Höchstmaß sechs Wochen. Die Ordnungshaft wird in diesem Fall nach Tagen bemessen.

FreihEntzG (Gesetz über das gerichtliche Verfahren bei Freiheitsentziehungen)

§ 5 [Anhörung; Vorführung] 4. Die Unterbringung in einer abgeschlossenen Krankenanstalt oder einer abgeschlossenen Krankenabteilung darf nur nach Anhörung eines ärztlichen Sachverständigen angeordnet werden. Die Verwaltungsbehörde, die den Antrag auf Unterbringung stellt, soll ihrem Antrag ein ärztliches Gutachten beifügen.

ZuSEntschG (Gesetz über die Entschädigung von Zeugen und Sachverständigen)

§ 1 [Geltungsbereich] 1. Nach diesem Gesetz werden Zeugen und Sachverständige entschädigt, die von dem Gericht oder dem Staatsanwalt zu Beweisstücken herangezogen werden.

2. Dieses Gesetz gilt auch, wenn Behörden oder sonstige öffentliche Stellen von dem Gericht oder dem Staatsanwalt zu Sachverständigenleistungen herangezogen werden.

3. Für Angehörige einer Behörde oder sonstigen öffentlichen Stelle, die nicht Ehrenbeamte oder ehrenamtlich tätig sind, gilt dies Gesetz nicht, wenn sie ein Gutachten in Erfüllung ihrer Dienstaufgaben erstatten, vertreten oder erläutern.

§ 3 [Entschädigung von Sachverständigen] 1. Sachverständige werden für ihre Leistungen entschädigt.

2. [1] Die Entschädigung beträgt für jede Stunde der erforderlichen Zeit höchtens 30 Deutsche Mark. [2] Für die Bemessung des Stundensatzes sind der Grad der erforderlichen Fachkenntnisse, die Schwierigkeit der Leistung und besondere Umstände maßgebend, unter denen das Gutachten erarbeitet war; der danach höchste Stundensatz gilt für die gesamte erforderliche Zeit. [3] Die letzte, bereits begonnene Stunden wird voll berechnet; dies gilt jedoch nicht, soweit der Sachverständige für dieselbe Zeit in einer weiteren Sache zu entschädigen ist.

3. [1] Die nach Absatz 2 zu gewährende Entschädigung kann bis zu 50 vom Hundert überschritten werden

a) für ein Gutachten, in dem der Sachverständige sich für den Einzelfall eingehend mit der wissenschaftlichen Lehre auseinanderzusetzen hat, oder

b) nach billigem Ermessen, wenn der Sachverständige durch die Dauer oder die Häufigkeit seiner Heranziehung einen nicht zumutbaren Erwerbsverlust erleiden würde oder wenn er seine Berufseinkünfte im wesentlichen als gerichtlicher oder außergerichtlicher Sachverständiger erzielt.

[2] Die Erhöhungen nach den Buchstaben a und b können nicht nebeneinander gewährt werden.

§ 8. [Ersatz von Aufwendungen] 1. Dem Sachverständigen werden ersetzt

(1) die für die Vorbereitung und Erstattung des Gutachtens aufgewendeten Kosten, einschließlich der notwendigen Aufwendungen für Hilfskräfte, sowie die für eine Untersuchung verbrauchten Stoffe und Werkzeuge;

(2) für das schriftliche Gutachten der für Schreibgebühren im Gerichtskostengesetz bestimmte Betrag;

(3) Für Durchschläge, die auf Erfordern gefertigt worden sind, sowie für einen Durchschlag für die Handakte des Sachverständigen 0,25 Deutsche Mark für jede Seite;

(4) die auf seine Entschädigung entfallende Umsatzsteuer.

2. Absatz 1 Nr. 4 gilt nicht, wenn sich die Umsatzsteuer des Sachverständigen nach §19 Abs. 1 bis 3 des Umsatzsteuergesetzes vom 29. Mai 1967 (Bundesgesetzbl. I S. 545) bemißt;

---

* gem. § 91 Abs. 3 GKG beträgt die Gebühr für eine Schreibmaschinenseite (= 28 Zeilen von durchschnittlich 15 Silben) eine DM.

in diesem Falle erhält der Sachverständige einen Ausgleich, der 4,17 vom Hundert seiner sonstigen Entschädigung beträgt.

§ 9. [Fahrtkosten, Wegegeld]. 1. Zeugen und Sachverständige werden die notwendigen Fahrtkosten ersetzt.

2. [1] Bei Benutzung von öffentlichen, regelmäßig verkehrenden Beförderungsmitteln werden die wirklichen Auslagen einschließlich der Kosten für die Beförderung des notwendigen Gepäcks bis zur Höhe der Tarife, bei Benutzung der Eisenbahn oder von Schiffen bis zum Fahrpreis der ersten Wagen- oder Schiffsklasse, ersetzt. [2] Der Ersatz der Beförderungsauslagen ist nach den persönlichen Verhältnissen des Zeugen oder Sachverständigen zu bemessen. [3] Die Mehrkosten für zuschlagpflichtige Züge werden erstattet.

3. [1] Für Fußwege und die Benutzung von anderen als den in Absatz 2 genannten Beförderungsmitteln werden für jedes angefangene Kilometer des Hin- und Rückwegs 0,25 Deutsche Mark gewährt. [2] Kann ein Hin- und Rückweg von zusammen mehr als zweihundert Kilometern mit öffentlichen, regelmäßig verkehrenden Beförderungsmitteln zurückgelegt werden, so gilt Satz 1 nur insoweit, als die Mehrkosten gegenüber der Benutzung von öffentlichen, regelmäßig verkehrenden Beförderungsmitteln durch eine Minderausgabe an Entschädigung ausgeglichen werden; jedoch ist die Entschädigung nach Satz 1 zu gewähren, wenn Fahrtkosten für nicht mehr als zweihundert Kilometer verlangt werden. [3] Kann der Zeuge oder Sachverständige wegen besonderer Umstände ein öffentliches, regelmäßig verkehrendes Beförderungsmittel nicht benutzen, so werden die nachgewiesenen Mehrauslagen ersetzt, soweit sie angemessen sind.

4. Für Reisen während der Terminsdauer werden die Fahrtkosten nur insoweit ersetzt, als dadurch Mehrbeträge an Entschädigung erspart werden, die beim Verbleiben an der Terminsstelle gewährt werden müßten.

5. Tritt der Zeuge oder Sachverständige die Reise zum Terminort von einem anderen als dem in der Ladung bezeichneten oder der ladenden Stelle unverzüglich angezeigten Ort an oder fährt er zu einem anderen als diesem Ort zurück, so werden, wenn die dadurch entstandenen Gesamtkosten höher sind, höchstens die Kosten ersetzt, die für die Reise von dem in der Ladung bezeichneten oder der ladenden Stelle angezeigten Ort oder für die Rückreise zu diesem Ort zuersetzen wären. [2] Mehrkosten werden nach billigem Ermessen ersetzt, wenn der Zeuge oder Sachverständige zu diesen Fahrten durch besondere Umstände genötigt war.

§ 10. [Entschädigung für Aufwand] 1. [1] Zeugen und Sachverständige erhalten für den durch Abwesenheit vom Aufenthaltsort oder durch die Wahrnehmung eines Termins am Aufenthaltsort verursachten Aufwand eine Entschädigung. [2] Die Entschädigung ist nach den persönlichen Verhältnissen des Zeugen oder Sachverständigen zu bemessen.

2. [1] Die Entschädigung für den durch Abwesenheit vom Aufenthaltsort verursachten Aufwand soll nicht den Satz überschreiten, der Richtern in der Reisekostenstufe C nach den Vorschriften über die Reisekostenvergütung der Richter im Bundesdienst als Tagegeld zusteht. [2] Die Vorschriften, nach denen bei Reisen, die an demselben Kalendertag angetreten oder beendet werden, sich das Tagegeld vermindert oder ein Tagegeld nicht gewährt wird, gelten entsprechend. [3] Bei Abwesenheit bis zu fünf Stunden werden die notwendigen Auslagen bis zu 5 Deutsche Mark erstattet. [4] Mußte der Zeuge oder Sachverständige außerhalb seines Aufenthaltsortes übernachten, so erhält er hierfür Ersatz seiner Aufwendungen, soweit sie angemessen sind.

3. Bei Terminen am Aufenthaltsort des Zeugen oder Sachverständigen sind Zehrkosten bis zu 5 Deutsche Mark für jeden Tag, an dem der Zeuge oder Sachverständige länger als vier Stunden von seiner Wohnung abwesend sein mußte, zu ersetzen.

§ 15. [Erlöschen des Anspruchs] 1. Zeugen und Sachverständige werden nur auf Verlangen entschädigt.

2. Verlangt der Zeuge nicht binnen drei Monaten nach Beendigung der Zuziehung Entschädigung bei dem zuständigen Gericht oder bei der zuständigen Staatsanwaltschaft, so erlischt der Anspruch.

3. [1] Das Gericht (§ 16 Abs. 1) kann den Sachverständigen auffordern, seinen Anspruch innerhalb einer bestimmten Frist zu beziffern. [2] Die Frist muß mindestens zwei Monate betragen. [3] In der Aufforderung ist der Sachverständige über die Folgen einer Versäumung der Frist zu belehren. [4] Die Frist kann auf Antrag vom Gericht verlängert werden. [5] Der Anspruch erlischt, soweit ihn der Sachverständige nicht innerhalb der Frist beziffert. [6] War der Sachverständige ohne sein Verschulden verhindert, die Frist einzuhalten, so ist ihm auf Antrag Wiedereinsetzung in den vorigen Stand zu erteilen, wenn er innerhalb von zwei Wochen nach Beseitigung des Hindernisses den Anspruch beziffert und die Tatsachen, die die Wiedereinsetzung begründen, glaubhaft macht.

4. § 196 Abs. 1 Nr. 17 des Bürgerlichen Gesetzbuches bleibt unberührt.

§ 16. [Gerichtliche Festsetzung] 1. [1] Die einem Zeugen oder Sachverständigen zu gewährende Entschädigung wird durch gerichtlichen Beschluß festgesetzt, wenn der Zeuge oder Sachverständige oder die Staatskasse die richterliche Festsetzung beantragt oder das Gericht sie für angemessen hält. [2] Zuständig ist das Gericht oder der Richter, von dem der Zeuge oder Sachverständige herangezogen worden ist. [3] Ist der Zeuge oder Sachverständige von dem Staatsanwalt herangezogen worden, so ist das Gericht zuständig, bei dem die Staatsanwaltschaft errichtet ist. [4] Das Gericht kann seine Festsetzung von Amts wegen ändern. [5] Schwebt das Verfahren wegen der Hauptsache oder wegen der Entscheidung über den für die Gerichtsgebühren maßgebenden Wert, den Kostenansatz oder die Kostenfestsetzung in der Rechtsmittelinstanz, so ist auch das Rechtsmittelgericht hierzu befugt.

2. [1] Gegen die richterliche Festsetzung ist die Beschwerde zulässig, wenn der Wert des Beschwerdegegenstandes fünfzig Deutsche Mark übersteigt. [2] Beschwerdeberechtigt sind nur der Zeuge oder Sachverständige und die Staatskasse. [3] Eine Beschwerde an einen obersten Gerichtshof des Bundes ist nicht zulässig. [4] Die Beschwerde wird bei dem Gericht eingelegt, das die angefochtene Entscheidung erlassen hat. [5] Das Gericht kann der Beschwerde abhelfen.

3. Anträge, Erklärungen und Beschwerden können zu Protokoll der Geschäftsstelle gegeben oder schriftlich ohne Mitwirkung eines Rechtsanwalts eingereicht werden.

4. Entscheidungen nach Absatz 1, 2 wirken nicht zu Lasten des Kostenschuldners.

Handbuch der forensischen Psychiatrie

Herausgeber:	H. Göppinger, H. Witter

In zwei Bänden, die nur zusammen abgegeben werden:
Mit 23 Abbildungen
XXXIV, XVI,
1693 Seiten. 1972
Gebunden DM 430,–
ISBN 3-540-05810-9

Bitte Prospekt anfordern

I

Teil A: Die rechtlichen Grundlagen
Teil B: Die psychiatrischen Grundlagen

Bearbeitet von J. Baumann,
W. Bräutigam, P. Bresser, G. Huber,
W. Janzarik, T. Lenckner, E. Schubert,
H. Schumann, S. Wieser, H. Witter

II

Teil C: Die forensischen Aufgaben
der Psychiatrie
Teil D: Der Sachverständige: Gutachten und Verfahren

Bearbeitet von P. Bresser,
H. Göppinger, S. Haddenbrock,
G. Huber, H. Leferenz, R. F. Luthe,
H. Matiar-Vahar, K. Vetter,
H. Witter, G. Wolf

Neben der Vermittlung wissenschaftlicher Information ist das Hauptziel dieses Handbuches eine Hilfe in forensischer Praxis. Die 17 Fachwissenschaftler behandeln daher jene Probleme mit besonderer Ausführlichkeit, die im Gerichtssaal am häufigsten auftauchen. Die gegenwärtige Rechtslage wird ebenso berücksichtigt, wie in den Strafrechtsreformgesetzen geplante Änderungen.

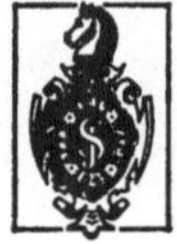

Springer-Verlag
Berlin
Heidelberg
New York

Handbuch der forensischen Psychiatrie

| Herausgeber: | H. Göppinger, H. Witter |

In zwei Bänden, die nur zusammen abgegeben werden:
Mit 23 Abbildungen
XXXIV, XVI,
1693 Seiten. 1972
Gebunden DM 430,—
ISBN 3-540-05810-9

Bitte Prospekt anfordern

I

Teil A: Die rechtlichen Grundlagen
Teil B: Die psychiatrischen Grundlagen

Bearbeitet von J. Baumann,
W. Bräutigam, P. Bresser, G. Huber,
W. Janzarik, T. Lenckner, E. Schubert,
H. Schumann, S. Wieser, H. Witter

II

Teil C: Die forensischen Aufgaben der Psychiatrie
Teil D: Der Sachverständige: Gutachten und Verfahren

Bearbeitet von P. Bresser,
H. Göppinger, S. Haddenbrock,
G. Huber, H. Leferenz, R. F. Luthe,
H. Matiar-Vahar, K. Vetter,
H. Witter, G. Wolf

Neben der Vermittlung wissenschaftlicher Information ist das Hauptziel dieses Handbuches eine Hilfe in forensischer Praxis. Die 17 Fachwissenschaftler behandeln daher jene Probleme mit besonderer Ausführlichkeit, die im Gerichtssaal am häufigsten auftauchen. Die gegenwärtige Rechtslage wird ebenso berücksichtigt, wie in den Strafrechtsreformgesetzen geplante Änderungen.

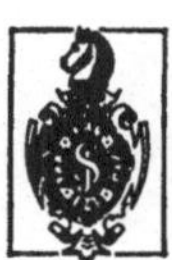

Springer-Verlag
Berlin
Heidelberg
New York